U0247615

湿胖

减|肥|先|祛|湿

佟彤◎著

湖南科学技术出版社 博集天卷 CS-BOOKY

序

变瘦了的闫妮，为什么显得没精神？

2019 年春晚，闫妮出来演小品，大家惊喜地发现：闫妮瘦了！

但再仔细看，很多人觉得闫妮显得没精神，经常会弯腰驼背的。按理说，演员对形体的锻炼早就成了习惯，为什么就那么十几分钟的小品，她都坚持不下来？为此，节目播出的第二天，网上就开始了议论。

如果要追究闫妮没精神的根源，应该和她瘦了有关，而且可以推断：她是通过控制饮食，而不是运动减的肥，等于是饿瘦了的。这样的减肥，虽然脂肪被饿少了，但是肌肉并没因为饿而增加，肌肉的缺少才使她有了疲惫的体态，因为体态、样貌的挺拔、饱满，是需要肌肉支撑的。

而这一点，恰恰是中国人现在肥胖的特点和根源：他们不是多了肉，而是多了水！

他们不仅胖，而且没有型，如果一定要说胖的话，他们的胖是"湿胖"，多出的是不能持重和负重的"注水肉"。

只要你是靠挨饿减肥成功的，就算是暂时瘦了，也仍旧可能是"湿胖"的"预备役"，因为挨饿只能减脂，却无益于增肌。而只要少了肌肉，人就会脾虚，中医言"脾主肌肉"。这就会带来两个后果：

首先，肌肉体量和质量不足的人，各种与之相关的问题会相继出现，包括脸部苹果肌下垂导致的"苦瓜脸"，身上肌肉无力导致的腰围臃肿、平胸垂臀——这些不是单靠减脂就可以改变的，必须靠增加肌肉来对面容和身体进行塑形。

有关这一点，看看孩子小的时候就明白了。从会走路到上学之前，孩子都是大肚子，但他们的大肚子并不是因为胖，也不是因为多了脂肪，而是因为脾是"后天之本"。孩子时期的人大都是脾气虚的，脾虚，自然肌肉无力，腹部的肌肉无力约束内容物，致使其向外膨出，孩子的肚子就膨了出来。而且越是脾虚的孩子，肚子越大，这也是中医诊断孩子脾虚的证据。等上了小学，脾这个"后天之本"逐渐强盛，孩子的大肚子就会缩回去，因为肌肉可以束缚住腹内之物了。

另一个后果是：肌肉不足的人，是最容易发胖的。因为肌肉中有着可以烧掉脂肪的线粒体，肌肉少了，线粒体这个"脂肪燃烧场"就少了，除非你严格地管住嘴，否则，稍微吃多一点，热量稍有富余，脂肪就会因为没有可以燃烧的地方而囤积起来，你马上又会被打回肥胖的原形。而且是"湿胖"，因为缺少火力的助燃，你的肉中还会多了水。

因此，要想在减肥的同时又有精神，身体瘦下去的同时线条紧致，你不仅需要减脂，还需要增肌、纤肌，这样你才能从湿胖的臃肿中逃出来，这也就是本书将要讲到的问题。

目　录

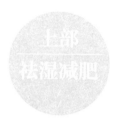

第三章
什么人最容易有湿？

目　录
C o n t e n t s

第五章

不补脾的祛湿，一定不可靠

第六章

你不是肥胖，你是没型

目　录

C ○ ○ ○ ○ ○ ○ ○ ○ ○ ○

第七章
你可以减肥，但不能缺肉

第八章
黄芪、茯苓、葛根——去"湿胖"、细腰身的"铁三角"

湿  胖

第一章

"湿胖"是"中国式肥胖"

体重指数为什么"歧视"中国人

体重指数是衡量人是否肥胖的国际标准，具体就是用体重千克数，除以身高米数的平方得出的数字：

体重指数（BMI）= 体重（kg）÷ 身高（m）^{2}

例如：一个人的身高为 1.75 米，体重为 68 千克，他的体重指数 $=68/1.75^2\approx$ 22.2。

按照国际标准，体重指数低于 18.5 是过瘦，在 18.5～23.9 之间是正常，在 24～27 之间是超重，在 28～32 之间是肥胖，高于 32 就是严重肥胖了。

但医学研究者认为，中国人的正常体重指数的上限，应该比国际标准更严苛一点，不应大于 22.6。只要超过 22.6，就算超重。对欧美人，则要超过 24.9 才算超重。

为什么体重指数会这样"歧视"中国人？

一项针对中国胖子的调查表明：体重指数大于 22.6 的中国人，血压、血糖、血脂，都比体重指数小于 22.6 的人要高，有益于人体的高密度脂蛋白胆固醇的水平却低。也就是说，体重指数到了 22.6 这个点时，人就进入了疾病的预备期，之后，随着指数的增加，患病的危险性会逐渐加大。

而在欧美，体重指数是 30 的人群的糖尿病发病率，与体重指数是 25 的中国人是类似的。中国人在胖到欧美人的程度之前就已经生病了，换句话说就是中国人比欧美人更不耐胖。

为什么中国人这么不耐胖呢？

因为中国的胖子普遍是体形小、体重指数小，但肚皮大的类型。因此，远比欧美人少的脂肪大多堆积在腹部和内脏周围。这些部位的脂肪，比分布在胳膊、腿或者躯干部位的脂肪更容易入血，更容易导致血脂的升高，后者会直接危害心、脑、肾等重要器官。

就是出于这个原因，医学研究者根据体重增加与心血管疾病的关系提出：中国人的体重指数的最佳值，应该是 20～22，体重指数≥22.6 就为超重，体重指数≥30 就是肥胖。中国人有自己特有的胖法。

◇ 中国人的脂肪，为什么独独囤积在内脏周围？

因为内脏的生理活动必须有正常体温的保证，参与生理活动的各种生物酶，必须在 36℃左右才能保持活性。过去没有冰箱，推车卖冰棍的人，都会用厚棉被包住冰棍，为的是隔温，保证冰棍不会因为受热而化掉。内脏周围的脂肪就是身体给自己盖上的棉被，内脏温度越低，棉被越要厚，越要避免仅存热量的丧失。因此，中国人的内脏脂肪比欧美人厚，和中国人身体产生的能量不足有直接关系。

汉族是农耕民族，主要是草食而不是肉食，而蔬菜五谷，远没有肉类的热量高，这样的饮食习惯就注定了中国人身体的供能和产能，都不如欧美人。所以欧美人在冬天也可以穿 T 恤，但中国人，特别是在过去，冬天必须穿厚厚的棉衣，因为我们的火力没有欧美人旺。这种体质决定了我们会把并不比欧美人多的脂肪，更多地用来给内脏保温和供能。

基因的改变是需要漫长的时间的，体质也一样，生活的改善却很快，而且已经发生了。中国人以这样的体质，接受热量过高的饮食，后果自然很严重。

十几年前，一次国际糖尿病会议上，中国的医药代表第一次坐在了主席台上。能有如此殊荣，并不是因为中国找到了治疗糖尿病的新药，而是因为中国在很短的时间内，就成了"糖尿病大国"。是让国际医学界惊讶的发病率，"赢"得了这个位置。而糖尿病及所有慢性病的暴发，都和中国人在经济发展之后迅速变胖有关，虽然我们并没比欧美人更胖。

中国人远比欧美人怕冷，人们对此的解释是：欧美人吃肉多，火力旺。这其实只说对了一半。不怕冷确实是因为火力旺，但这个火力并不全部来自吃进去的肉，或者其他高热量的食物，还来自肌肉。欧美人肌肉的量和质，都高于中国人，这才是他们不怕冷的根源。

人对冷热的承受能力和什么有关？

人对冷热的承受能力其实和脂肪的关系并不太大，但是和新陈代谢的速度关系密切。新陈代谢慢的人，容易怕冷，不太怕热；新陈代谢旺盛的人，不太怕冷，比较怕热。而这个新陈代谢就是在线粒体里完成的，线粒体好比给身体供暖的锅炉。

我们把人体看成一个供暖工厂，燃料就是食物。摄入高热量食品，实际就是工厂送来了很多燃料。但是，燃料再多，如果锅炉太少，或者进料的管道出了问题，产出的热量还是少。

在我们的身体中，线粒体最多的部位就是肌肉，它们在肌肉中分布得密密麻麻。肌肉越多、越发达，细胞中的线粒体总量就越大，锅炉也就越多，它们就能产生足够的热量。一方面让人不怕冷，另一方面也能消耗更多的脂肪。

◊ 脂肪多为什么会导致"湿胖"？

中国的传统文化，向来不看重肌肉男，比如李逵、鲁智深之类，都属于不入流的一介猛夫，始终难登大雅之堂。类似梅长苏那样"手无缚鸡之力"的文弱书生，却会被赋予拯救国家的重任，并被后人长久怀念。其中原因我们后面细说，但由此可以看出一件事：中国人普遍是肌肉不足的，李逵那样的体形是个异数。中国人的这种体质，就算有脂肪，也仍旧会怕冷，甚至可以说，脂肪的增加，只能助长他们成为"湿胖"。

因为脂肪的作用只是隔温，帮助身体把热量存在体内不散出去，它的里面几乎没有线粒体，所以脂肪本身的产热能力并不强。如果缺少肌肉，就算有脂肪护在身体外边，也不过是等于在冰块的外边盖了一层大棉被，内里仍旧是寒凉的，仍旧改不了怕冷的本质。而且，在冷的同时，因为锅炉少，代谢率很低，这种人更容易有水停在体内，这就造成了"湿胖"。

对此，中医早就有所认识。中医认为，肥胖与痰、湿、气虚等有关，《黄帝内经》中说："素嗜肥甘，好酒色，体肥痰盛。"另有一些医著则指出，"肥人痰湿""肥白人多湿""肥白之人沉困怠惰是气虚"等等。从这些描述中可以看出，湿胖的人多肤色偏白。胖又容易犯懒，因为湿胖往往和火力不足、气虚同时存在，看似壮硕，归根结底还是一种虚。

三、"湿胖"：体重超标+肌肉松软+舌有齿痕+大便不
成形

💧 怎么判断自己是不是"湿胖"呢？

（一）体重

首先肯定是体重，只要体重超标，也就是体重指数大于 22.6，就可能是"湿胖"
了。但是，即使有的人没有达到超标的程度，也不能说就不是"湿胖"。因为在这
种不超标的体重中，可能肌肉很少，脂肪很多，脂肪代替了肌肉在"充数"。这种
人是有的，特别是女性，看上去"珠圆玉润""柔若无骨"，但对她们的肥胖的判断，
还要看她们肌肉的紧致度。

有个特简单的办法，当我们抬起胳膊挥手的时候，如果你自己都能感到胳膊下
的肉在随着挥手而晃动，这就危险了，因为只有肌肉的质地松软，才会随动作而摆动，
如果是质量很好的肌肉，不可能随着体位的改变而晃动。而这种松软的肌肉，作为
锅炉的产热能力，一定不如质地紧致有弹性的肌肉。

（二）舌头有齿痕

除了这种简单的辨别自己肌肉是否松软的办法，还有别的办法。既然是"湿胖"，就一定有湿的特点，这就要借助中医的辨证了：舌头有齿痕，大便不成形。你超重的体重再加上其中的任何一个，就可以初步判断你的胖是"湿胖"了。

舌头有齿痕，就是舌头的两边有牙印。舌头是由肌肉组成的，能留下齿印的舌头，只有一种可能，这个舌头的肌肉，质地是很松软的，而它的松软代表了全身肌肉的状况。所以，中医只要看到舌头上有齿痕，马上诊断为脾气虚。因为中医的脾是主肌肉的，舌头的肌肉状态是全身肌肉状态的直观反映。

舌头有齿痕的人，往往伴随着几个问题。首先是胃肠消化功能不好，吃点硬的就难受，稍微吃多点就堵在胃里。因为他们胃部的肌肉，也和舌头一样是松软无力的，无力的肌肉在消化食物时自然不给力，所以很容易就造成消化不良。其次是很容易累，站一会儿就想靠着，因为他们四肢、躯干的肌肉也和舌头一样松软无力，不能很好地承重和支撑，所以才会不堪重负，不能久站或者行走。

（三）大便不成形

大便的成形，其一，要靠肠道肌肉对食物残渣的塑形，如果肠道肌肉无力，这个塑形就很难完成；其二，大便中含水多，肠道对食物中的水分的吸收会不够，这样质地的食物残渣也很难塑形。这两者加在一起，就造成了大便的不成形。而这两点，也都是"湿胖"的特点：前者是脾虚而致肌肉无力，后者是脾虚而致代谢水分的能力不足，身体不能很好地用水。而肠道的这种状况，其实就是全身状况的缩影，在你大便不成形的同时，身体里一定也停留着很多没能用好的水，这就造成了"湿胖"。

舌头软得能印上牙齿印，胃黏膜消化硬一点的东西，身体不任劳作、难承重负，大便不成形——这些问题都和肌肉有关，也都是中医诊断脾虚的证据。从这里也就可以推论出，脾虚的人易"湿胖"，而脾虚又是中国人的体质问题中发生率最高的一种，这也就使得很多中国人难逃"湿胖"的命运了。

四、中国人为什么多脾虚？

多年前，我曾写过一本书：《脾虚的女人老得快》。这本书迄今为止已经再版五六次了，它之所以如此热销，是因为几乎所有看过中医的人，都可能被诊断过脾虚，只不过是阶段的长短、程度的轻重有所不同而已。为什么中国人这么容易脾虚？

中国人的大脑普遍更大？

这应该是中华民族这个智慧民族必须付出的代价吧。一项最新的研究表明：东亚人群在自然演化中，基因突变更偏向于使脑部变得更大这一结果，而在欧洲或者非洲并未发现这一现象。这一研究结果，为解决困扰科学家们数十年的一个争议性问题提供了线索：为什么亚洲人的大脑比欧洲人和非洲人的更大？

30多年前，美国科学家进行了一项全球最大的针对脑部容量的研究。通过对全球2万具现代人头骨展开的调查，科学家们发现，东亚人的颅腔容积平均为1415立方厘米，而欧洲人为1362，非洲人为1268。随后的一系列研究也证实了这一结果：在一项核磁共振成像研究中，科学家们发现东亚人的颅顶更高，这让他们的头部能够容纳体积更大的大脑。

中国人大多数是东亚人种，这个结果提示，中国人的脑容量超过了欧美人和非洲人。虽然目前尚不能完全证实脑容量与智力的关系，但是脑容量的大小对身体的影响是早就确定了的。

脑容量大对身体有什么影响？

大脑是全身耗能最大的器官，虽然其只占全身体重的 2%，但它的能耗占全身能耗的 25%。作为人类的近亲，猩猩已经很聪明了，但它的脑能耗只占全身的 8%。可见，人类平日里波澜不惊的思考过程，耗掉了全身 1/4 的能量。

人活着就是一个能量体，活人与死人的区别不是结构的差异，因为即便是死人，身体结构也是完整的，五脏四肢也都齐全。活人和死人的差别在于能量的有无：死人是没有能量产出的，所以才会冰冷。而人由生向死的衰老过程，也是能量逐渐减少并衰弱的过程。人上了年龄都会怕冷，就是能量的产出减少了。也就是说，能量是人能否生存、能否健康的关键，而这个能量，全身是有定数的。

简单讲，大脑和身体要分享全身的能量，大脑的容量大，显然是便于思考的，但对能量的消耗也大，这就会剥夺身体的那份能量供应。也许就是这个原因，脑容量偏大的中国人，才有了不甚发达的肌肉，那些"手无缚鸡之力"的书生才有了借脑力生存的空间。

中国人也因此在体力上不及欧美人。一些主要靠体力的竞技项目，比如足球，总少有中国人的出头之处。因为和智慧的大脑相比，中国人的肌肉是弱项。从健康的角度看，肌肉的不强悍，导致了中国糖尿病的高发、"湿胖"的常见，以及很多与肌肉相关的问题的出现。

很多女人坐着的时候是美人，脸和上身都很秀气，但站起来就尴尬了——她们的下身很胖，肉全长在了屁股和大腿上，而且这部分的肉是松软无力的，从体形上看，很像底座大的梨，显得很蠢笨。这种体形的形成除了和雌激素的分泌有关，还和身体的体温有关：身体越冷，下身越胖。

下身胖有什么危害？

下半身胖的人，如果男性的腰臀比小于 0.8，女性的腰臀比小于 0.7，则为"梨形肥胖"。梨形肥胖者肌肉中的脂肪比一般人多得多，肌肉中脂肪越多，肌肉的张力越弱，对身体的危害也越大。

因为脂肪多的人，对胰岛素就不敏感，医学上称为"胰岛素抵抗"。通俗一点解释就是：别人用 1 克胰岛素就能稳定血糖，脂肪多的人就要加量，因为他们的脂肪像一堵墙一样，影响着胰岛素作用的发挥。久而久之，他们分泌胰岛素的胰腺，就会被超量的工作累垮，胰岛素分泌不充足，就会得糖尿病。所以，胖人比瘦人更容易得糖尿病，糖尿病中的胖子，治疗难度也更大。而胖人中，梨形肥胖的人相对于其他体形更加危险。

　　下身胖的人多是女性，因为女性体内的雌激素会使人体在臀部和大腿堆积更多的脂肪，而男性的雄性激素，会将脂肪堆积在腹部，所以"油腻"者多是大腹便便的男性。

　　男性和女性都含有这两种激素，只是含量不同而已，女性过了更年期，雌激素减少，体内雌激素跟雄激素的比例改变，腹部的脂肪会增加，下半身的脂肪会减少，梨形体态便开始改变。所以，梨形肥胖多见于相对年轻的女性。

◊ 身体冷为什么会导致梨形肥胖?

　　除了雌激素的作用，导致梨形体形的，还有一个重要原因，是你的身体太冷了。

　　体温是靠能量来维持的，脂肪就是能量的主要原料，而脂肪是只有在身体的线粒体中燃烧，才能转化为能量的，线粒体是脂肪的"燃烧场"。

　　凡是生理活动旺盛的部位，线粒体就多，功能也强。在总是在跳动的心脏、随时待命解毒的肝脏中，都有很多线粒体。除此以外，线粒体最多的部位就是身体的肌肉了。

　　寒冷的时候，只要运动就不会冷了，因为在肌肉运动时，线粒体就开始工作了，脂肪就被转化为御寒的能量。所以，在同样的严寒之中，不冷的绝对不是胖子，而是"肌肉男"，因为胖子的脂肪只能消极地保温，"肌肉男"身上的线粒体却可以积极地产能、升温，他们不仅不怕冷，而且不容易发胖。

　　梨形肥胖的人，大多是久坐的宅女，运动少，肌肉没有增长的机会，脂肪"燃烧场"也就小。如果再受冷，比如为了显瘦而不穿秋裤之类，身体为保住本身就不多的能量，只能使脂肪变得更厚，以这种消极的办法来给身体保温。因为只有在体温正常的情况下，身体的各个器官才能工作。从这个角度来说，下身胖是被懒惰和寒冷逼出来的。

如果下身肥胖的同时伴随着肌肉松软、水肿、手脚冰冷，这类人就特别要注意对腿脚的保温，每天晚上用热水泡脚对他们尤为重要。泡脚的时候加上能补肾、温阳、活血的药物，比如肉桂、杜仲、红花等等，可以促进血液循环，强化新陈代谢，帮助脂肪燃烧，不失为梨形肥胖人群特殊的减肥办法。

六、想减肥，多站立，少端坐

　　无论是什么性质和形态的肥胖，减肥最好的办法是运动，这一点不用多说。但如果你实在是懒，或者真的没时间，那么好吧，但同样是在不动的状态下，站着就比坐着能多一些减肥的可能。因为人在站立时，每分钟消耗的热量是一千卡，站立八小时可以消耗的热量约为 480 千卡，相当于 400 克米饭的热量。

为什么站着比坐着好?

　　因为人在坐着的时候，负担你体重的主要是脊柱，坐着时，脊柱承受的力量是站立时的数倍。现在之所以颈椎、腰椎问题高发，就是人们坐的时间太长了，坐着萎废了肌肉的功能，没有了肌肉的分担，脊柱只能单独承重，椎间盘就是被这样压成"突出"的。

　　如果你站起来，首先，因为有了肌肉的分担，体重对脊柱的压力减轻了，椎间盘的各种问题就会得以缓解。更重要的是，要保持站姿，就必须动用所有反重力的"抗重力肌"。所谓"抗重力肌"，大多是大块的肌肉，比如大腿的股四头肌、背部的背阔肌，它们是身体里数一数二的大肌肉。站立的时候，这些肌肉必须参与做功，而坐着时，这些肌肉因为无须持重，是放松的。只有做功的过程，才能增加热量的消耗。

其次，站立时，因为地心引力，血液难以回流到心脏，为了促进血液的流动，身体就要把所有能帮助血液回流的机能都调遣出来，其中主要的就是肌肉。通过肌肉的弹性帮助把血液"推"回心脏，在这个过程中，肌肉的做功也要消耗能量。

再次，为了帮助血液克服地心引力回流到心脏，身体会调快心率。人在站立时比坐着时，心跳平均每分钟加快十次，每次心跳都是需要耗能的，这就使人体每分钟能多燃烧 0.7 千卡热量。同时，为了把血液推回心脏，末梢血管也会收缩，全身的末梢血管加在一起，因收缩而消耗的能量是不能小视的。

最后，站立时，胸腔的活动更顺畅，氧气可以更加充分地被摄入。与坐姿相比，站起来时，一分钟的换气量能提升约 20%，因为氧气进入得多，代谢加快，脂肪的燃烧率也因此提升。

《欧洲预防性心脏病学》杂志上曾发表最新研究：站立确实比坐着多消耗 0.15 卡路里 / 分钟。如果能站着不坐，坚持六小时，一个 130 斤的成年人将多消耗 54 千卡，如果不增加食物的摄入量，站着相当于比坐着一年能多减重五斤。为此，英国公共卫生部曾向全国发出健康倡议："要想身体健康，请每天站立办公一小时。"

第二章

你的身体里为什么多了水？

起床就能看出来的"胖"究竟是因为什么？

台湾女演员林心如某年春节前后曾经在她的社交账号上发文："昨晚舍命陪君子，连吃了3碗泡面、泡饭、泡粉丝……果然今天脸肿得像猪头，眼睛都快张不开了，减肥计划再次失败……"

像林心如这样，头一天吃了第二天后悔的大有人在，但她们第二天的胖脸、"猪头"，和这三碗泡面其实没什么关系！她们的胖不是吃面长出的肉，而是喝汤多出的水。如果一定要说发胖的话，林心如这样的胖，就是"湿胖"。

　　3碗泡面、泡饭、泡粉丝的热量，就算全加起来，最多也超不过1000千卡，而这些热量吃进去之后，就算马上睡觉了，也不可能不消耗，因为你的心脏要跳动，你的肺脏要呼吸，这些都是需要能量的。一夜下来，一般人要消耗掉500千卡左右的热量，林心如吃的那1000千卡的热量，最后真能剩下的，也就500千卡，转化为脂肪也不过二三两，也就是说，她最多长出三两肥肉。

　　但是，就算这三两肥肉全贴在脸上，也是需要时间的：食物吃进去，在胃肠道消化吸收，之后进入血液，又因为消耗不够而转化为林心如自己的脂肪，绝对不是一夜就能完成的。因此，这种第二天起床就能看出的胖，不是脂肪增加的结果，而是"注水肉"。如果要说罪魁的话，首先是泡面、泡饭、泡粉丝中的水，加之遇到了林心如这样身材瘦削的脾虚之人，后者最不长于用水了，她们的肿，其实都是脾虚湿困的结果。

　　中医的脾，不是我们腹部的那个B超可见的脾，中医的脾类似于身体里的"物流""快递"。脾虚的人，无论是营养物质还是代谢产生的废物，都容易转运不利：营养物质不能及时送到，人就会因为缺乏营养而疲乏无力；代谢产生的废物不能及时清除，人就会臃肿"湿胖"。这些症状在女性群体中尤为常见，特别是为了减肥而不吃主食的人，或者是久坐不动、缺乏运动的人。她们大多是一边喊着累，一边胖着，算是"过劳肥"，也算是工伤。

不吃粮食为什么反而成了发胖的原因？

　　因为粮食都是健脾的。不吃主食，而用肉或者蛋白质代替主食，一方面剥夺了生活中的健脾机会，另一方面又加大了消化的负担，因为蛋白质的消化成本要更高，这个我们后面详细讲，如此"双管齐下"，更容易加重脾虚。而中医的脾是主肌肉的，虚弱的脾带出的无力的肌肉，回报给我们的就是瘦肉少而水多的"湿胖"。

怎样才能既吃饱，又不水肿？

如果想前一天吃了东西也不水肿，不是要单纯地排除泡面，也不是晚上不喝水，而是要健脾，增加身体里"物流"和"快递"的能力，只要"物流"给力，那1000千卡热量的食物完全可以消耗掉。更重要的是，泡面用的水、你喝的水，也不会滞留在面部，自然没有肿成"猪头"的问题。

如果你是林心如那种靠脸吃饭的人，或者特别在意自己的容貌，临睡前饿了，想吃东西充饥，最好用茯苓、山药、葛根之类的代餐。一来，它们都是入脾经的，可以健脾纤肌，帮助减少水液滞留导致的"湿胖"；二来，它们都是粗制的，纤维素丰富，热量比精制过的面条、米粉、米饭要低，你等于吃了一顿热量很低而且还兼有健脾祛湿、消除"湿胖"药效的药膳。

"湿胖" 是因为在 "漏水"

一个上了年纪的人，肯定会鼻涕多、口水多、痰多，甚至小便也多，而且很难控制，会让人觉得很邋遢。鼻涕、痰、口水、小便都是体液，正常时不应该随时外排的，之所以"漏"了，就是人衰老的结果。包括年纪尚轻的人，如果体质差，或者是病后初愈，也会因为未老先衰而"漏水"。"湿胖"不过是"漏水"的结果之一。

为什么人会"保不住"体内的水？

人类最早是从水生生物发端的，我们最早的祖先，原本是生活在水里的，逐渐地进化成了陆生生物。与水生生物相比，陆生生物要干爽得多，这个干爽就是进化的结果。

进化到人类的时候，人体本身已经具备了保住水的能力。因为不再生活在水里，身体里的水对健康变得尤为珍贵，所以，保住身体里的水，是人类进化之必需。这种保水作用，不仅包括皮肤不"漏水"，还包括负责体液分泌的所有器官，也都要"严防死守"，才能使体液存留在体内。

一个身体很好的年轻人，功能是健全的，肯定不会有水液或体液外漏的问题，他的口水不会控制不住地流，鼻涕也不会像稀水一样地淌，因为这种外漏归根结底是一种功能的衰退。

人只有开始衰老了，才会因为机能衰退而保不住水了，这个时候才会有鼻涕、口水不住地流的遢遢。但若是还未到七老八十，这些情况就提前出现，这个时候我们就不管它叫衰老，而是叫作虚了。

◌ "保不住"体内的水会怎样？又该怎么治？

消化不好的人，虽然才三十几岁，但总是感到自己嘴里的唾液特别多，而且很清稀，有的人甚至睡觉时会流口水，如果去看中医，一定会被告知脾虚；有的人夜里频繁起夜小便，去看医生，一定会被告知肾虚。不同脏腑的虚可以发生在任何年龄段，本质上都是脏腑的"未老先虚"，虚的时候，它们主管的部位就要"漏水"了。

中医认为如果一个人口中泛涎不止，喜唾涎沫，久不了了，或值大病之后，其人喜唾，时时发作，同时兼见纳呆，面色黄白，头昏乏力，身倦思睡，苔薄白，脉沉小弱，证属脾胃虚寒。

意思是，一个人总觉得疲劳、总想睡、面色无华，而且嘴里唾沫很多，食欲也很差的话，往往是因为脾胃虚寒。大病之后更容易出现这些症状，因为大病往往是伤脾气的。这个时候，医生会给病人用药性很热的药，比如附子理中丸等，用这种热性使他们上一上"火"，将体内多余的水分"蒸干"，"漏水"也就减轻了。如果从进化规律上分析，这种对于"漏水"的治疗，就是一种抗衰老。

基于类似的道理，有种药无意中成了减肥药，这就是补肾益寿丸。最初研究者将其用于治疗老年人的怕冷以及各种衰老的症状，结果这些吃了补肾益寿丸的老人反馈说，他们吃了之后，除了怕冷的情况不再严重，好像身体也紧致了，不再像以前那么胖肿了。出现这一结果的原因很简单，这个药"蒸"掉了组织中多出来的水，人便因为"漏水"减少而变瘦了，也变年轻了。

"湿胖"人的优质零食：茯苓糕

清宫有个养生名吃叫"八珍糕"，据说是讲究养生的乾隆皇帝钦定的，也是他每天的夜宵。乾隆活到了 88 岁，在平均寿命四十几岁的当时，绝对算是长寿了，这和他的健脾养生习惯不无关系。

什么是八珍糕?

八珍糕的配方，始见于明代陈实功所著《外科正宗》一书。陈实功是明代名医，他重视脾胃，以人参、茯苓、山药、芡实、粳米、糯米等研成粉状，再加白糖、蜂蜜做成糕。

用这个配方制成的八珍糕，不寒不热，平和温补，以扶养脾胃为主，屡见奇效，被后人称为"医中正道"。清代时，八珍糕已广为人们食用，但各地配方不尽相同，乾隆皇帝当时已处于暮年时期，阴阳气血虚损，他自己吃的八珍糕中，用到了人参。

茯苓为什么好?

八珍糕里是一众健脾的药物,这些药物也大都是药食同源的。如果你是个"湿胖"的人,又不愿意每天吃药健脾减肥,可以自制八珍糕,而且未必非要配齐这么多药物,甚至可以单用茯苓一味做茯苓糕,也同样有"脱水"瘦身的效果。

茯苓是中药里的上品,中药中说的上品大多是药性平和、单纯无害的药,茯苓就是其中一种。它还被称为"四季圣药",意思是一年四季,不管寒热,都可以吃,不上火,也不寒凉,利湿时不伤正气。现在的研究还发现,能抗癌的茯苓多糖就是茯苓的主要成分。

如何自制茯苓糕?

茯苓没什么药味,加在食物里不影响口感。可以在药店买上好的茯苓,让药店帮忙打成粉,每次用 30 克茯苓粉加在日常蒸馒头、蒸糕的白面或者大米面中,加温水和到比蒸馒头的面要软的程度。如果时间富余,可以用酵母发酵,放置两个小时就可以了。如果着急的话,直接加泡打粉,后者只须醒 20 分钟,就可以上锅蒸了。因为面比较软,最好放在盘中便于成形,为了调味可以加白糖、蜂蜜,放几个大枣点缀也无妨。因为该方法中只需茯苓一味药,所以在生活中也便于坚持,一旦坚持下去,就能实现中药"药单力专"的效果。

如果不会蒸馒头,在每天喝牛奶、豆浆的时候,用茯苓粉代替麦片也可以。总之若是每天能吃进 30 克左右的茯苓粉,由此来代替等于或者大于这个分量的粮食,饮食的健康含量就增加了。著名中医沈绍功经常建议病人，如果他们的药方里有茯苓，煎药的时候就把茯苓单独包起来再和药物一起煎煮，喝了汤药之后，再把满浸了药汁的茯苓也吃掉。特别是糖尿病人，把浸了药物的茯苓当饭吃，不仅容易饱，而且比他们吃普通的主食，多了药物的功效。当然这是针对一般人而言，如果有严重疾病的人，则应减少用量，或加用相应的措施，如精血不足者应注意同时加用补养精血的药，如熟地、枸杞之类，以防过用茯苓而伤阴。

四、"垂涎三尺"为什么让人烦？

成语"垂涎三尺"是个贬义词，一个对人、对物垂涎三尺的人，样貌上都让人鄙视，这也是很多影视作品描述好色坏人的老套路：用流口水来表现他们的贪欲。

这种人之所以惹人厌恶，是因为只有当身体处于低级状态、被低级的神经主管时，口水、唾液才会分泌过多，才会出现"垂涎"这种表现。人们讨厌"垂涎"，其实就是讨厌低于人性的兽性。抛开道德不说，从医学角度上讲，口水多到能"垂涎"的程度，是身体的一种病理返祖，它同样也是很多人"湿胖"的起因。

◊ "湿胖"与"垂涎"有何关联？

中医辨证一个人的疾病是属于寒的还是属于热的，是该清还是该补，可以体液的浓稠做标准。痰、鼻涕、女性的白带，只要是质地清而多的，一定就是虚了，是局部的未老先衰。所以，就算是咳嗽，只要是白痰很多且清稀，就绝对不能清肺，相反，一般要用温热的药物，来缓解这种局部的早衰。

"湿胖"和"垂涎"同一机理，"湿胖"不是真的脂肪过多，而是体内的水分过多，那他们肉里的水是哪里来的？以西医的方式来讲，是水液代谢失调了，代谢率降低了；以中医的方式来讲，就是身体运化水的能力弱了，喝进去的水，要么尿出去,要么停留在身体里不能为身体所用。与此同时,他们要么不爱喝水,要么喝水也不能解渴或者喝了就尿。究其原因,都是身体的运化能力不足了,或者因为年龄,或者因为体质虚弱而未老先衰。

　　因此,要想减掉"湿胖",绝对不能用寒凉的泻药,那会进一步降低代谢,加重"漏水",必须用温热的补药,通过温补使身体止住退化的趋势。比如后文将会详述的参苓白术丸,其中就有性微温的人参或者党参。

◊憋不住尿？补肾是关键！

　　喝了就尿的问题很多人都有，按理说，这应该是上了年纪才有的老态，但现在，很多刚 30 岁的人就有了，特别是很少运动的淑女、宅女，包括很多"湿胖"的人。难道是因为膀胱肌肉无力憋不住尿了吗？

　　憋不住尿大致分两种，一种是不喝也尿频，但真去尿的时候，小便却没多少；另一种就是喝了就尿，每次的尿量还挺多。最典型的是，几个人一起坐着喝酒、喝茶，总有人会经常上厕所，俗话叫"走肾"。那个喝到最后也没去过厕所的，你仔细观察，一种是年轻人，一种是肌肉丰厚的人，丰厚肌肉中充足的线粒体，保证了他们高于其他人的代谢率，同样是喝进去的水或者酒，他们不用走到肾脏，就已经代谢掉了。从某种意义上说，容易"走肾"的比不"走肾"的，有过早衰老的趋势，因为他们身体的火力弱了，无力把水蒸发掉，只能靠"走肾"，一旦有了这个症状，就应该着手补肾了。

五味子膏是什么？

中国宫廷医学，在保青春、抗衰老方面，始终引领着中医学的发展，因为皇帝唯恐自己早死，也最有本事用民脂民膏来为自己延寿。清朝御医就专门研制了一种可以延缓衰老的药膏，叫五味子膏。当时的医案记载："年六月初八日，五味子膏。五味子八两。水洗净，浸半日，煮烂滤去滓，再熬似饴，少兑蜂蜜收膏。"其实，五味子膏在宋代的《本草衍义》和明代的《医学入门》中早有记载，主治的病症有个关键点，就是"虚脱"。

这个"虚脱"不是我们常说的因为低血糖或者炎热导致的休克昏厥，而是因为"虚"导致的身体各种功能的失职，比如大汗，尿多，身体各种分泌液的稀薄、量多，失眠，心慌，等等，总之是身体保不住水时出现的种种"脱管"表现。"漏水"乃至频繁的"走肾"，也是"脱管"的一种。五味子的作用就是帮助身体保住水。

既然叫五味子，就是因为它具备了五味，《新修本草》中说："五味，皮肉甘、酸，核中辛、苦，都有咸味，此则五味具也。"中医讲，五味分入心、肝、脾、肺、肾五脏，所以五味子的"节流"功效可以作用在五个脏腑中。上到心慌失眠的心气虚、出汗特多的肺气虚，中到垂涎三尺的脾虚，下到尿多、"走肾"频繁、白带多甚至遗精、滑精的肾虚，它都能缓解。

如何自己做五味子膏

这个五味子膏自己就可以做，而且最好每年开春的时候吃，因为春天万物复苏，是生发的季节，身体功能如果生发过度而失控，就容易出现"脱管"。为了防止这一点，从孙思邈那时开始，中医就提倡要在农历五月之前，开始吃五味子，借其收敛之性预防"脱管"。

　　五味子膏的做法很简单，一次可以用北五味子250克。药店里就能买到北五味子，泡半天，然后下锅煮，开锅后再煮半小时。去掉渣滓后，可以用蜂蜜或者饴糖调味，糖不要过多，否则又是发胖的来源。熬制到稍微成膏，放凉后放到冰箱中，每天吃10～20克即可，餐前后吃都可以。

除了五味子膏，我还经常推荐一种中成药，其实也是它的延伸，这就是五子衍宗丸，它能迅速改善夜尿多这种"漏水"的症状。

💧 夜尿多、出汗多，其实是肾虚！

血液流到肾脏，经过过滤就产生了尿，在这个过程中，肾脏有个回吸收的功能，能就此留住一部分流到肾脏里的水，这就是人进化的结果，人要借此保住身体必需的水。

人睡觉平卧的时候，血液流到肾脏的量增加，这个时候肾脏就要发挥更大的回吸收功能，保证血液中水分的回收。如果肾脏功能减低，第一改变的就是肾脏的回吸收功能。人的肾功能会随着增龄而下降，回吸收减少，所以老年人会自然而然地夜尿多。如果你还年轻，但肾功能未老先衰，也会早早就出现夜尿多的问题。肾功能的下降，虽然不属于西医疾病的范围，但在中医看来，就要诊断为肾虚了。

除了夜尿多，汗也会增加，因为对汗液的控制也属于中医说的气的固摄范围。之前有位网友在"分答"上咨询我，她有严重的夜里出汗症状，去看中医，每次给的都是知柏地黄丸。因为夜里出汗，往往是盗汗，阴虚内热的时候才会盗汗，知柏地黄丸就是治疗阴虚盗汗的，但她在服用后始终无效。于是我建议她将知柏地黄丸减半量，同时加上五子衍宗丸，结果，3天后她很高兴地告诉我，夜里出汗的症状好了很多。

◊ 五子衍宗丸为何对她有奇效？

这个人很可能是肾气阴两虚的，所以单纯清虚热不行。作为一个盗汗时间很久的人，身体的损耗一定很大，肯定会累及肾气的固摄功能，使盗汗症状被放大。五子衍宗丸能补肾气，所以帮她把"漏水"止住了。

虽然按照药品说明书，五子衍宗丸是治疗不育的，但在我心中，它是一种很好的抗衰老药，因为它的治疗着眼点就是身体"漏水"这个衰老表现，而且定位在多尿这个最先"漏水"的环节。

一个人开始变老的标志，不是头发白、脸上有皱纹，而是夜尿开始多了，所以抗衰老的首要防线就是改善夜尿。夜尿改善了，全身的"漏水"都会减轻，包括湿胖的发生。五子衍宗丸的价值就在这里。

这个药很简单，就是五类植物的种子，而且都是药性平和的。作为预防用药，可每天吃一次，如果要改善夜尿，每天两次，一般三五天就会明显见效。

出汗多也可能是脾气先衰，脾气虚了，所以，中医用来止汗的名方玉屏风散中，健脾的黄芪、白术是主药，再配上入肺经的防风。这个药不仅能很好地止汗，还能预防感冒，因为感冒和出汗都是气虚了，对外的防御功能不好。

经期减肥,是真是假?

"月经期减肥"的说法在网上流传很久了,意思就是利用月经的周期特点来减肥。提出这个说法的人说得很具体,他们称月经后的1~7天为"瘦身福利期",月经后的第7~14天为"瘦身超速期",月经后的第14~21天为"瘦身平快期",月经后的第21~28天为"瘦身缓慢期"。按照这个节奏,月经后能减三四斤的大有人在。

其实,任何女性,自前一次月经结束后的五天起,到下一次月经来之前的两天,体重最高可以增加四斤。如果你在前一次月经结束时是100斤,下次月经前二三天,很可能长到了104斤。

不到一个月的时间就糊里糊涂地长了四斤?别急!接下来,你可以照常地吃喝,等到这次月经结束再去量体重,又会少了四斤,因为这四斤不是肥肉,而是水!只要你在经期关键的几天少吃盐,而不是少吃饭,就能减重成功。此时,你减的都是水。

◊ 口味重？会臃肿！

女人的丰乳肥臀、来月经、生孩子，都是雌激素决定的。除此之外，雌激素还能给身体保水，青春期的女孩子皮肤吹弹可破，就是雌激素把水留在了皮肤中的结果。

但是，在皮肤水分增加的同时，身体的软组织、内脏里的水分也会随之增加，这些水分不仅增加了体重，还会使你变得臃肿，这种情况在来月经的前几天最为严重。仔细观察的话，你会发现自己在那几天特别不好看，眼睛容易肿，因为那时候是雌激素分泌的高峰期，雌激素保水的能力发挥到了极致。

很显然，雌激素的分泌规律是不能改变的，你唯一能做的就是让口味别那么重。因为重口味的食物中都含有钠，钠会在你浮肿、增重的过程中"助纣为虐"。

钠进入身体里，会使血液变浓，但身体一定要保持血液的浓度不变，这就涉及一个概念——渗透压。所以，咸的吃多了会感到渴，这是血液变浓后向大脑发出的信号，会让人本能地多喝水，同时，肾脏也会减少排尿，这些都是为了保证血液不在你吃盐之后变浓。如果此时，你正处于月经的前几天、雌激素分泌的高峰期，重口味导致喝水、保水，再加上雌激素的保水，二者加在一起，体内的水液就会潴留，体重就会增加，人也显得肿了。

◊ 真想经期减肥，到底应该怎么做？

因此，如果想借助月经期减肥，在月经来之前不变胖、不浮肿，那么在前一次月经结束的十天左右，就要开始控制盐的摄入，不能等到经前那几天再少喝水。这一来对水肿无用，二来对皮肤也不利。

不仅是咸的东西才有盐，鸡精、味精、挂面、白面包、干果，只要是你觉得味道重的，往往都含有盐，包括年轻人喜欢的"运动饮料"。

很多人觉得运动饮料是最健康的，这是大错。运动饮料只有在运动之后喝才有健康价值。因为运动饮料里含糖、含盐，是为运动消耗做准备的，如果不运动，白白喝进去了糖水就要长胖，而其中的盐会加重水肿，并使体重增加。

与运动饮料相比，喝茶才是最健康的，也是可以消肿的。首先，茶本身热量很低，基本上可以说没有热量。其次，茶是含有钾的，钾可以把吃进去的钠置换出来。高血压病人，医生会让他们吃低钠盐，这个低钠盐就含氯化钾，就此不光可以减少钠的摄入，而且还可以把吃进去的钠换出来。茶的作用与低钠盐相同。

茶叶中，红茶含钾最多，所以月经增重的那几天，只要不运动，应该忌喝运动饮料，可以多喝红茶，这种补水的方式才不会让身体里潴留过多的水分。

八、这个能止汗的便方，你可以试试

很多人在“分答”上咨询我，出汗多怎么办？她们大多是上了年纪的女性，即便天气不热，稍微动一下也会出汗，这样的出汗就是脾气虚了。有味常用的健脾药，人们却不太知道它的止汗功能，这就是白术。

白术为什么能止汗？

白术是健脾时常用的药，作用和茯苓类似，如果细分的话，白术是燥湿，茯苓是渗湿，那种舌苔很厚、很腻，胃口特别差的人，都要借助白术来开胃，比如中成药香砂六君子，用来治疗因为脾虚生湿，或者因为饮食不节而食积、消化不良的症状，其中就有白术。

同样是健脾，但如果精细划分的话，白术是“运”脾，这个“运”字体现在它的功效上：利湿退肿、开胃等，这些都是“运”的结果。通俗讲，就是把该运走的东西运走，不让脏东西停留在体内，也就不生湿了，它的止汗功能也是因为这个“运”字。

◊ 我们该如何用白术止汗？

可以用炒白术 10 克，加上浮小麦 30 克。白术通过"运"的功能把原本要出的汗"蒸干"了，把水"运"到小便里，浮小麦则是通过收敛作用减少出汗的。还可以加冬瓜仁 10 克，就是我们吃的冬瓜，它的子晾干了入药。冬瓜仁是利尿的，加进去是为了让水从小便中"运"走，而不是从汗走，汗就止住了。这就是中医的绝妙之处，不仅止汗时通过利尿的办法，止泻的时候也一样。所谓"利小便以实大便"，就是将水从小便分流，水分过多的腹泻就因此止住了。

◊ 利尿为何能止泻？

《伤寒论》中的五苓散就是个典型方子，其中的药物是白术、桂枝、茯苓、猪苓、泽泻，没有一味止泻的药，除了桂枝，其他都有利尿功能，但它是中医临床治疗肠炎水样腹泻的基本方，就是靠利尿来止泻的。

这一点我们在夏天会有类似的感受，很多人吃了西瓜会便秘，他们很奇怪，西瓜是去火的，怎么反倒便秘了？因为西瓜去火时走的就是利尿这条通路。小便分流了更多的水，大便中的水就少了，就便秘了。白术配冬瓜子用来止汗与此是同一个道理，就是给身体里的水开通小便这条路，水从尿里走了，汗就减少了。

白术分生的、炒的和佳的，如果去药店买药，只要你不特意提出要生的，药店给出的药物都是炮制过的，都是熟的，这是买药时必备的知识。生、熟白术虽然都可以健脾，但针对的病状有很大区别。炒制之后，白术"运"的作用减少了，而健脾作用增强。生白术燥湿止"漏"的作用强,而且它更长于治疗脾虚导致的便秘——不是大便干燥拉不出来,而是没有力气拉出来。生白术是通过增加肠蠕动而通便的:生白术 30 克、当归 10 克、肉苁蓉 10 克,是中医治疗气虚性便秘的绝招,症状严重的可以加量。

九、中医从不提倡多喝水

我有个亲戚，80 岁了，年轻时泌尿系感染，后来因为身体弱转成了慢性的，很容易发作。每次尿痛、尿急的时候，她就拼命喝水，结果，每次泌尿感染好了之后，胃都要难受好久。到后来需要吃中药的时候，都会因为喝进去药之后胃难受而停药，她的胃病几乎是拼命喝水喝出来的。

盲目多喝水，为什么不可取？

在此，必须很郑重地告知大家：中医，古往今来，不管对什么疾病，从没提倡过多喝水！因为中医是治人，而人不是机器，更不是装水的容器，不分体质状况，刻板地按"每天 8 杯水"的标准灌进去，是违背中医主旨的。

身体缺水的人，不都是因为没喝够水，还有很多是因为他们没有用水的能力，这种人，往往是脾虚的，如果勉为其难地多喝水，就会像古人说的那样，"其不晓病者，但闻病饮水自愈，小渴者仍强与饮之，因成其祸"。这句话的意思是，如果这个人总是不能感到口渴，而强饮水，病情会更加严重。

⬥ "口不渴"？你可能脾气虚了

在中医里，"口不渴"是一种重要的疾病信号，因为一个人只要是正常地代谢，即便你不出汗，身体也会通过皮肤进行"无感蒸发"，身体里的水分会随着你感觉不到的蒸发而减少，这个时候，人就会因为缺水而本能地感到口渴。之所以不渴，并不是人对渴的感觉迟钝，而是因为他们缺乏"无感蒸发"，该代谢的水没代谢出去。身体不缺水，所以不口渴。

这些人除了口不渴，还会有不喜欢喝冷水、喝了就尿，稍微多喝点水，就觉得水汪在胃里的感觉，甚至自己都能听到胃里的振水声，且也会出现眼睛和面部容易胖肿等症状，这都是蒸发不足导致的结果。之所以会蒸发不足，是因为火力不旺，这就是中医讲的阳气虚，而脾气就是阳气的一部分。

中医讲，水属阴，运化水是需要阳气的。用西医的方式解释就是，一次喝过多的水，胃壁的肌肉承重过多，胃的排空负担就会增加，同时，过多的水会影响胃内生物酶的浓度。如果这个水是低于体温的，身体还会调遣全身之力来给它加温，因为只有加温到体温，生物酶才开始焕发活性。因此，如果是暴饮，同时还喝的是冷水，就是给身体功能增加负担，久而久之就要损伤功能，这就是中医说的伤阳气。

一个脾虚的人，本身是阳气不足的，喝进去过多的水，不仅无法为身体所用，还会进一步损伤本身就薄弱的脾气。对这种人，中医建议不仅不要多喝水，更忌讳"饮冷"。如果要喝水，也是少量多次地喝温水，中医形容其为"频频饮之"，而不是咕咚咕咚一次喝进大量的水，后者是对身体功能的极大的伤害。

一、"喝了就尿的人、喝的水里得有"料"

喝了就尿的人，外出之前不敢多喝水，怕找不到厕所，为此经常要忍着口渴。这种人多是女性或者年老体弱者，他们运动少而且火力弱，还有怕冷、手脚冰凉的症状。

○ "喝了就尿"是为什么？

首先因为他们的火力弱，喝进去的水不能及时被蒸发利用。其次，他们喝的水太稀了，如果放点盐进去，这个问题就会有所改观，只是这种盐水不能过浓，达到0.9%是最好的，因为这是生理盐水的浓度，和我们身体里的细胞外液的渗透压是相等的。

人的排尿受一种激素的调节，这种激素叫抗利尿激素。我们喝水少的时候，这种激素就开始分泌，以此抑制住身体的排尿功能，通过减少排尿来"节约用水"；我们喝水多的时候，这种激素就会减少分泌，尿量也就多了。

不仅是我们喝进水的多少决定了这种激素的分泌与否，水的质地、浓度也很重要。如果喝的是白开水，血就变稀了，身体为了保持一定的血液浓度，就要通过减少这种激素分泌的办法来利尿。因此，喝了就尿的人，如果喝的还是白开水，那他一定会在喝进去水半小时之后尿增多，如果这时正在旅途的车上，不方便的问题立刻来了。但是，如果你喝的是淡盐水，就不会出现喝了就尿的问题，因为淡盐水里的盐可以保持血不至于被稀释得太过，用医学的话说，淡盐水可以保持血液中晶体渗透压的稳定，血液没有变得太稀，尿液就不会骤然增加。

◌ 针对喝了就尿人群的"口服补液盐"，可以怎么配？

生理盐水再加上葡萄糖和其他一些电解质，就组成了"口服补液盐"，这是医院里常用的，在药店里也能买到。我们出现腹泻、发热等症状到医院之后，医生担心脱水而输的液体就是它，它还可以不通过静脉，而是通过口服的形式摄入，很方便。直接买这种口服补液盐按比例冲成水后喝，效果和输液不相上下。

如果你是喝了就尿的人，又不能在半小时之内找到厕所，那最好喝生理盐水。具体的办法就是把 0.9 克的盐（至多不超过 1 克的盐），溶解在 100 毫升的白水里，这个浓度就是合适的。因为不是静脉注射，所以不必用蒸馏水，用普通的白开水就可以了。

十二、24 小时，健康饮水时刻表

人没有水是无法生存的，每个人在一天之中，除去吃饭的时候喝汤喝粥，最好能保持 1500～1700 毫升的饮水量。这么多的水，最好分多次喝进去，一来保证身体不因为饮水时间间隔太长而缺水，更重要的是能避免因暴饮而伤身。

AM6：30

经过一整夜的睡眠，身体已经缺水了。很多病在早上高发，比如心脑血管病，缺水是重要原因。起床之际，最好能喝下 200 毫升的水，这样才足以冲稀血液，这杯水具体是什么水不重要，重要的是要足量，而且一定不能是凉水！

AM8：30—9：00

吃过早餐，已经赶到办公室或者开始做家务了，这段时间是相对紧张的。如果是干燥的季节，水分的蒸发会很明显，敏感的人已经感到口干了。这个时候最好能喝一次水。

如果你是个脾虚、不喜欢喝水的人，可以喝黄芪 10 克、大枣三五个自制的药茶。

AM11：00—11：30

现在人的工作、生活环境都改善了，很少会因为热而缺水，特别是待在空调房里，很多人因此想不起喝水。事实上，空调环境是最容易缺水的，最典型的是坐飞机。

医学上有个病症，叫经济舱综合征，因为人坐在经济舱里，空间小，几个小时不活动，加之机舱干燥、上厕所不方便，所以人们索性不喝水，这就会使血液变浓，流动慢，血栓因此形成。血栓随血流堵在关键部位，比如肺动脉或者脑血管，就致命了。有的人下了飞机突然发病甚至不治，很多就是因为这个经济舱综合征。

居家或者是在办公，只要久坐不动，也可能出现类似经济舱综合征的问题，因此，不管环境是不是炎热，及时补水都非常必要。

上午 11 点，距离午饭时间还有一阵，喝水正好不影响午餐。如果你坐的位置与饮水机或者茶水间还有段距离，那就不要在桌子上准备水瓶，每次喝水都强迫自己到饮水机或者茶水间那里去接水，这样不仅补充了水分，而且也强制自己起身活动了，就此减少久坐的后患。

PM1：00

吃完午餐，准备午休了。首先，用水漱漱口，之后喝一次水，准备接下来的短暂午休。

吃东西之后漱口或者刷牙是牙齿保护的必需，但吃饭后不要马上刷牙，因为吃了东西之后，牙齿表面会自动地产生一层保护膜，这是身体的本能，为保护牙齿不受腐蚀。如果吃完饭马上刷牙，就会破坏这层膜。最好是饭后十分钟左右再漱口刷牙，之后再喝这一天的第五次水，如果午餐喝了很多汤，这杯水可以少喝，否则要补充得多一点。

　　因为社交的原因，很多人担心自己有口臭，身边备着漱口液，如果只是单纯的清凉爽口成分，常用无妨，但如果里面含有抗菌的成分，就不适合常用。因为我们的口腔中有400多种细菌，它们都和我们和平共处，而且是"天生我材必有用"的。如果总是用含有抗菌素的漱口液漱口，这些细菌之间的平衡就会被打破，反倒容易引起或者加重口腔溃疡等口腔问题。而且口臭未必都是牙齿或口腔的事，很多时候是因为胃中有热。西医也发现，胃里有幽门螺杆菌的人，口臭很明显，而且久治不愈，这就不是简单漱口能解决的。

　　PM3：00

　　这是下午最主要的补水时间，茶、咖啡或者药茶都可以，因为加了味道，这次的水可以喝得多一点，而且可以把"茶歇"当作一次短暂的社交机会。

　　PM5：30

　　下班离开办公室前，再喝一杯水，既是为回家的晚餐做准备，而且也可应对一路上的消耗。如果你是个胖子，这个时候可以喝一杯不加牛奶、不加糖的清咖啡，一来补水，二来提神。如果可能，借此多走几步，甚至可以走回家，闲置了一天的身体也有了运动的机会。

　　PM9：00—10：00

　　确切地说，应该是在睡前一个到半个小时再喝上一杯水，这杯水一定要喝，否则接下来的一夜，你的身体无以应对"无感蒸发"，会使第二天早上严重缺水。

很多人临睡前不喝水，一是因为怕起夜，二是怕第二天起来眼睛肿，这两个问题都不是单纯不喝水就可以解决的，需要用健脾补肾的药物帮助。如果仅仅以不喝水的办法将就，肯定是一边缺着水，一边肿着眼睛。

◇ 喝粥养胃，究竟是对是错？

喝粥能养胃，这是民俗。也确实，中医经典《伤寒论》中就嘱咐发烧的病人，在吃了桂枝汤之后，喝热稀粥一碗，为的是借助粥的五谷之气，帮助身体出汗，因为汗是需要气血作为化源的。

但是，这个糜粥调养并不是在所有疾病的调养上都适合的，特别是喝多点水就胃难受的人，他们的胃确实需要养，但绝对不是喝粥，而是吃饼干、馒头片这些含水少的食物。

很多老中医看病，遇到这种喝水就难受的人，就算是西医胃镜诊断是浅表性胃炎，也不会给予重剂，需要煎汤药治疗的也嘱咐病人要煎得浓一点，不要一大碗灌进去，他们甚至会把烤馒头干当作食疗处方开给"老胃病们"。而"老胃病们"也真就是靠每天吃几片烤馒头，而不是顿顿喝粥，治好了胃病。因为水是阴性的，脾虚的人阳气本身就弱，他们不能暴饮，就是提防虚弱的阳气被阴气所伤。这一点同理于民间的另一个说法：汤药吃时间长了，人会变虚。

◊ 汤药和丸药，应该选哪种？

很多人对此不理解，因为是不是会变虚，应该和药物有关系。他们认为，如果都是补气的药，只要对症，长期吃只会增加气力，绝对不可能越吃越虚。

但是，如果同样是补气的药，一个人吃汤药，一个人吃丸药或者膏，补益效果好的，可能就是后者，这是由于汤药这个剂型的问题。

中医讲"汤者荡也""丸者缓也"，意思是，汤药的剂型有涤荡外邪之力，更适合那些急性的病，或是急需迅速祛除邪气时用。比如便秘上火，一服去火的汤药喝进去，第二天大便通畅，火也就消除了。

因为汤药是水剂，喝进去很快就被吸收了，但就是因为是水，喝进去一下就增加了胃的负担。在吸收药效的同时，胃气会受损，如果是短期的话问题不大，长期吃，损耗就会积少成多。加上如果病人原本就脾虚，身体运化的力量就不足，长期服用汤药就会使虚损加重。

丸药或者膏则吸收缓慢，类似现在的"缓释"剂型，在这个缓慢吸收过程的同时，没有水的阴性对身体的损伤，特别是对原本喝点水都会汪在胃里的人来说，吃丸药可以减少他们胃肠排空水时的能耗。对脾虚之人而言，这无意中就有了健脾效果。

就是这个原因，以调养人、治疗慢性病为目的的秋冬进补，一般都是用的丸剂或者膏方。所谓"秋冬吃膏"，不是因为汤药麻烦，而是因为长期喝汤药有饮水过度伤及阳气之嫌。

第三章

什么人最容易有湿？

　　不仅是"湿胖"的人，很多人都觉得自己的身体里有"湿气"，属于"湿人"。这是除了"上火"之外，中国人最容易下的"自我诊断"，他们会为此寻找各种祛湿的药物和办法，但效果不好。为什么效果不好？最常见的一个问题是：你的诊断是错误的，就算用药再对，也是缘木求鱼。

💧 那么，什么样的时候才是身体有湿了呢？

（一）舌苔腻

舌苔厚腻的时候，自己是有感觉的，我们会嘴里不利索、有口气、胃口也不好，大便多是不成形甚至沾马桶的。这些都是胃肠道不干净的表现，舌苔腻说明你的身体里有没排出去的脏东西。

舌头是胃肠道的延伸，舌头的变化最能直接反映消化道的情形，尤其是舌苔，几乎可以这样说：你的舌苔有多脏，你的胃肠道就有多脏，舌苔腻就是胃肠道有湿的表现。这个时候，如果勉强吃补药，包括吃重口味的美食，都会"闭门留寇"，意思是将脏东西、"破坏分子"留在家里，这是中医的大忌。就算舌苔腻的同时没有其他伴随的症状，也一定要抓紧祛湿，否则就是在日复一日地给胃肠增加负担。

舌苔腻的同时，很多人的舌头是胖的，还有齿痕，这样的人就是脾虚加湿了，因为脾的转运能力不足，脏东西才停在他们的身体里成了湿。

（二）大便不成形、沾马桶

大便沾马桶这个现象，之前被人们妖魔化了，甚至网上流传这是结肠癌的征兆。如果真是这样的话，中国结肠癌的病患数量大概会大增。事实上，患结肠癌的人的数量，100 个人里也就只有几个人，而大便沾马桶的人，估计至少得有 20%。

结肠癌的表现确实是大便的改变，一般是有脓、血掺杂在大便里，而且伴随着腹痛。但大多数大便沾马桶的人，完全没有类似的问题。因为导致大便沾马桶的，除了大便中的脓和血，还有很多因素，比如饮食成分、肠道菌群，以及消化酶的分泌等等，这些都是功能性的改变。如果看西医，这些肯定不算病，中医却给它们命名了，就是"湿"。用中医的理论解释，若是脾气没能胜任运化的功能，好东西没充分吸收，脏东西没及时排出，而是停在了肠道中，就会造成"湿"。有湿的大便也会显得黏腻，所以才会沾马桶，不容易冲干净。

（三）喝水不解渴

喝水不解渴这个感受很多人都有，一种是因为天气干燥，另一种是因为体质阴虚。天干物燥的季节，总想喝水是正常的，但若是在不干燥的季节，也口渴难耐，就可能是阴虚了，这种人身体的缺水程度很深。

无论是干燥还是阴虚引起的口渴，都可以通过舌头来辨识。舌头也多会因为缺水而干燥，缺水严重的阴虚，舌头会因为缺水而变瘦，又因为缺水会上火，所以干瘦的同时颜色也是偏红的。治疗这样的口渴就要用能补阴生津的药物或者食物。

但是，还有的人在口渴同时，舌体很胖，舌苔很腻，这种渴就不是身体缺水了，而是喝进去的水没法吸收。为什么没法吸收呢？因为水被湿邪裹住了，身体对水的利用受阻，所以人才会总觉得渴。又为什么不想喝水呢？因为湿邪影响了脾胃功能，湿和水都是阴性的，被湿所困的脾胃，吸收起水来更困难，所以这种人在本能上又怕喝水。只要是既渴又不想喝的矛盾出现，一般都是有湿在作祟。

（四）身体沉重

身体沉重这种感受在夏天最容易体会到，因为夏天湿气重。中医讲"湿性重浊"，只要是湿性的病，或者会导致全身沉重，或者发生在我们身体的下部。

这个重和累不是一个感觉，累是没劲，重是有劲但运动的时候比平时要吃力，而且头脑也不清醒，严重者会觉得像是有块湿毛巾裹着头部，夏天的感冒最容易出现这种症状。

比身体沉重更多见的情况是身体下部的分泌物增多，这是湿重的典型表现。比如小便混浊，白带稠且有气味，腿上、脚上的皮肤破溃后分泌物多……这些问题一出现，中医就会辨证为湿了。

二、什么人最容易生湿？

（一）懒惰者生湿

中医讲"湿性重浊"，湿重的人身体总是困重的，因此懒得运动。反过来，一个总是懒得运动的人，也最容易生湿。

中医有"久坐伤肉"的理论，看字面意思很容易理解：久坐不动，肌肉就要萎缩失能。另外，燃烧脂肪、为身体提供能量的线粒体，主要存在于肌肉细胞中，肌肉少、肌肉不动，脂肪的"燃烧场"就少，燃烧不完全就剩了下来，人因为脂肪堆积而变胖，这是"久坐伤肉"的另一层含义。所谓"伤肉"，其实就是肌肉的体量和质量下降了。

而中医的脾是主肌肉的，肌肉无力的人，都有一个虚弱的脾，所以"久坐伤肉"最终伤的是脾，被伤了的脾，运化无力，垃圾就容易留在身体里，这就是生湿了。

（二）过度用脑者生湿

前面我们讲了，中国人的脑容量高于欧美人，中国人也长于用脑。思虑过度，大脑的能耗就多，就要分流掉原本该给肌肉的供能，从某种意义上说，"四肢发达，头脑简单"是有一定道理的。

以用脑为生的人，比体力劳动者更容易失眠，中医治疗这种失眠最常用的药物是"人参归脾丸"，它被认定为脑力劳动者的"劳保药"。人们很奇怪：治失眠的药，为什么不叫"安心"，而叫"归脾"？因为这种失眠是脾虚导致的，脾虚、血的生化不足，心神失去心血的濡养而四处游荡，人就失眠了。

运化功能如此糟糕的脾，自然也难以及时清运"垃圾"，于是就生湿了。所以，越是运动少、心思重的人，越容易脾虚，也容易湿重，往往是在有齿痕的胖舌上面，还有一层很腻的舌苔。

（三）贪吃者生湿

很多人看中医，会被中医嘱咐不要喝牛奶，理由是牛奶生湿。

前面我们说了，所谓"湿"，就是身体该排出去却没有排出去的脏东西，牛奶之所以被认定可以生湿，是因为牛奶中所含的脂肪高，每100克牛奶含有3.3克脂肪，这在贫瘠的年代是非常珍贵的，那时候食物的热量很低，脂肪很少，人们生病都是因为营养不良而导致免疫力低下，所以有脂肪的牛奶是很好的补品。

现在的问题是，饮食越发精良，而且热量很高，在本身就已经热量超标的时候，再喝全脂牛奶或者吃很多奶制品，无异于增加胃肠的负担。再加上中国人有乳糖不耐受的问题，因此，牛奶对我们来说确实存在生湿的问题。

食物吃进胃中，胃要研磨排空，不同的食物排空所需的时间不同。我们食物的组成不外乎脂肪、蛋白质、碳水化合物，其中的糖类，也包括粮食淀粉类食物，排空最快，之后是蛋白质，排空最慢的是脂肪。所以，如果你的早餐是一碗白粥加咸菜，很快你就会饿了；如果少点白粥再加个煮鸡蛋，坚持的时间会长一点；如果再换成煎鸡蛋，可能到中午都不会饿，这就是因为胃排空有油的食物很慢。这对正常的胃肠是经饱、耐饿，但如果遇到消化功能不好的人，脂肪含量高的食物排空就更慢，脂肪就容易滞留在他们的胃肠中而生湿。

三、大米确能生湿，炒大米却是"祛湿茶"

有朋友在"分答"上问我，她听说大米会生湿，因为大米是水稻，水稻长在水里。身体有湿的是不是就不能吃大米饭了？

这个问题有几点特别值得回答。

首先，长在水里的东西就容易生湿吗？

绝对不是！如果说长在水里的东西就容易生湿，那荷叶、菖蒲情何以堪？它们都是长在水里的，却被中医用来祛湿。夏天吃东西没胃口，胃里饱胀的时候，中医会用荷叶、荷梗祛湿开胃；因为湿困而头脑昏蒙不清的时候，中医会开菖蒲给你。

中医的湿，简单讲，是身体没能及时排出的废物，排在第一的就是脂肪、蛋白质含量高的肉类，比如猪肉，但猪并不是水生啊！

那么，大米生湿一点道理都没有？

也不是，如果要说生湿的话，越精细的大米越有生湿之嫌，因为经过精制加工之后，大米中就只剩下碳水化合物了，这被现在的营养学界称为"劣质碳水化合物"，意思是，它们可以很快被吸收分解为糖，在体内形成"血糖风暴"。这样的大米吃多了，血糖超过了胰岛的负荷，用西医的话讲就易患糖尿病，用中医的话讲，就要生湿了。

因此，如果说大米生湿的话，也不是因为水稻长在水里，而是因为现在的大米太过精细了。

◇所以，如何才能让大米不生湿？

要想让大米不生湿，有两个办法：一个是吃糙米，一个是把大米炒焦，后者是可以祛湿的。

糙米就是没有经过精细加工的大米，保存了全谷中的维生素、矿物质和纤维素，吃进去后不仅分解成糖的时间要更长，而且分解出的糖也更少，你的胰岛素分泌足以跟上，不至于导致高血糖，也就不至于生湿了。

把大米炒焦之后，非但没有生湿之嫌，还能祛湿。因为大米就是碳水化合物，炒焦之后就碳化成了活性炭。我们知道，活性炭的吸附作用很强，现在连洗面奶中都用上了，帮助我们在洗脸的时候吸附脏东西。

变成了活性炭的大米吃进去，从物理学上讲，可以吸附肠道中多余的水；从中医疗效看，这就是祛湿。因为脾虚对食物和水分的吸收都不利，它们因为不能被充分吸收而残留在胃肠道里，就生湿了。而大米是入脾经的，本身就可以健脾，所以《黄帝内经》才把"五谷为养"放在所有食物排序的第一位。因其能健脾的功效，加上炒焦后的吸附作用，一味焦大米便兼有了健脾与祛湿的双重功效。

◊ 如何制作焦大米？

制作焦大米的办法很简单，将大米洗净后晾干，如果是免洗的可以直接炒，最好用铁的不粘锅，可以不用放油，炒到大米变得焦黄就可以了，如果你现在正在腹泻，而且大便是没有臭味的水泻，可以炒得更焦一点。大米的碳化程度越高，吸附止泻的效果越好。

用开水冲泡炒焦的大米，最好加点饴糖，因为饴糖就是由粮食发酵而成，有很好的健脾功能，这样的"焦米茶"带着粮食的香醇，那些胃肠怕冷，喝点水就汪在胃里，大便不成形，动不动就腹泻而且是水泻的，西医多诊断为慢性胃炎、肠炎或者肠预激综合征的人最适合服用，它可以和缓地改善他们脾虚寒湿的体质和状态。

◊ 用薏米祛湿，炒熟很重要！

除了焦大米，很多人习惯了用薏米祛湿，还加了红豆，指望就此改善自己因为湿重造成的大便不成形甚至腹泻的症状。可以，但效果不显，甚至还加重了，为什么？因为你用的是生薏米，生薏米偏凉，缓解湿邪造成的腹泻一定是要在温的前提下，因此，想用薏米粥治腹泻，一定要用炒薏米，这样才能去除生薏米的凉性，使之更具健脾化湿之力。

办法很简单，薏米洗净后，用文火炒至微黄色、略有焦斑、有点香气了就可以，用这样的薏米和红豆一起熬粥，才有止泻的效果。

四、身体的排毒祛湿功能，你每天晚上都在提防它

一说到湿，人们就想到"祛湿"，就想到"排毒"，很多人会为此吃泻药，吃祛湿偏方，刮痧、拔罐之类的。泻肚之后短时的轻快，刮痧、拔罐时候出的红印、水疱，让人觉得毒和湿也随之去了。

事实上，大便不是身体唯一的排毒方式，刮痧、拔罐能否有效，关键要看你的身体壮实与否。更重要的是，我们的身体自己就有一种排毒祛湿的本能，只要你少吃，适度饥饿，这个本能就会启动。这就是"细胞自噬"。

◊ 什么是"细胞自噬"？

当身体处于饥饿状态时，为了节能，细胞会把体内无用的、有害的物质吃掉，这就是自噬，这不仅保证了细胞的活力，还消除了癌症等疾病的发生基础。2016年，日本科学家大隅良典就因发现了"细胞自噬"的机制，而获得诺贝尔生理学或医学奖。

美国康奈尔大学的研究者们曾对动物进行试验：他们让老鼠减少摄入30%的热量，结果它们的寿命延长了30%至40%。有意思的是，那些吃得多、通过运动而苗条的老鼠却并不增寿。由此可见，适度的饥饿才是关键！

　　我们的细胞最外面是细胞膜，中间是细胞质，最里面的是细胞核。大多数细胞活动是在细胞质中进行，细胞活动会产生大量残渣，甚至在代谢过程中出现错误，装配出异常的蛋白质，疾病就是因此产生的。中医说的湿邪，也包括在其中。

　　线粒体也在细胞质中，是能量代谢的地方，线粒体代谢时也会产生很多副产物，比如活性氧，活性氧会引发基因突变，由此致癌。

　　一旦"细胞自噬"启动，就可以将细胞质里的代谢残渣、异常蛋白质以及活性氧清除掉，恢复正常的细胞活动。人上了年纪就容易生病，特别是容易得癌症，就是因为随着年龄的增长，残渣之类的废物不断增加，而细胞的自噬能力逐渐下降。

怎么才能保持细胞自噬这种身体的排毒祛湿功能呢？

　　不是吃药，不是运动，而是适度的饥饿。

　　研究发现，人体一旦遇到养分不足、缺氧、生长因子缺乏等情况，细胞就会加速自噬。相反，如果血液中游离氨基酸的浓度升高，细胞自噬能力就会降低。游离氨基酸就来自你的食物。适度饥饿之后，游离氨基酸的浓度降低，细胞的自噬能力也就提高了，身体又恢复了排毒祛湿的本能。

怎么做才能提高细胞的自噬能力？

　　很简单：晚饭早吃、少吃。

　　在正常饮食状态下，从凌晨两点到早餐前，人体的血糖都处于较低的水平，游离氨基酸的水平也都是一天中最低的，此时的细胞自噬速率达到了最大。如果晚饭早吃或少吃，最好吃晚饭的时间不要超过晚上六点，六点之后除了喝水，尽量少吃东西，实在饥饿，也最好用芋头、山药这类纤维素多、热量低，不会掀起"血糖风暴"的谷薯类食物充饥，这样就可以延长"细胞自噬"的时间，就能清除更多的代谢残渣、异常蛋白质以及活性氧，也就减少了细胞的衰老和损伤。

就是这个原因，中国早就有"晚吃少"的讲究，现在营养学也说"晚餐要吃得像乞丐"，不仅是为了避免发胖，更是为了防病甚至防癌。

五、每天多吃一个饺子，一年可以胖六斤

◊ 为什么你总是减肥不成功？

减肥不成功的人总觉得自己很冤枉：没多吃什么，为什么还是胖？其实，"物质不灭"的真理放在减肥这件事情上，更是绝对的铁律，总是胖的人，一定要认真计算一下每天真正的热量摄入，它们很可能是你在不知不觉中长的肉。

有人做了统计研究：11 粒花生米，一片多一点的苏打饼干，半个饺子，八个开心果……每天，你只要多吃其中一种，比如今天多吃这么点饼干，明天多吃半个饺子，连续一年下来，如果你的运动量维持在原有水平上，就会因此净增体重三斤。三斤的体重看似不多，但是每天一片多的苏打饼干也不多呀。如果你再放松一点，每天多吃一个饺子，一年下来就会长 6 斤，这个分量就明显了。如果是个身高 160 厘米的人，所有人都会觉得你发胖了，但是问你的时候，估计你不会觉得每天多吃的那一个饺子，是个值得在意的增肥细节。

有两句话人们总念叨："细节决定成败""细节就是力量"，之所以这么说，是因为"大"都是由"小"组成的，"大"会分散到每个细节中，忽略了细节会酿成大错。相对地，抓住了细节也就抓住了主干，特别是健康这件事。

大家都知道狼孩的故事，一个婴儿由狼带大，他的基因虽然是人，但显现出狼的特质。按说，基因是非常顽强的，要想改变一个基因，要经过多代的生命周期，但是，从小由狼带大的孩子和狼很像，就是因为狼的生活方式重新塑造了他，这种塑造是在每天的一点一滴中完成的，积攒起来，力量大得惊人。所谓"水滴石穿"就是这个意思。

◊ 产生减肥"平台期"，应该怎么办？

虽然原来的饮食量和运动量都没有改变，你在减肥一段时间之后，效果却会变得不明显了。这种平台期是所有减肥的人都会遇到的，大约会在节食加运动后半个月出现。为什么会进入效果不显的平台期？这就是身体的智慧，身体会想尽一切办法来适应外来的刺激，包括节食和运动。身体很快就会在热量消耗上达到平衡，只要这个平衡产生了，减肥的效果就开始停止或者降低，这个时候，唯一的办法就是打破这个平衡。

如果你的饮食热量已经很低了，再无继续节食的可能，运动量也不能再增加了，那就可以用改变饮食和运动节奏的办法来调整。比如，原来是每天快走 1 小时，可以改为慢跑半小时，再快走 20 分钟，或者将晚上的锻炼改到早上。通过这种"总量控制，结构调整"的方式，打破既往的消极稳定，建立热量消耗的新平衡，你的减肥效果就又会继续了。

六、谁说粗粮减肥？杂粮的热量比细粮还要高！

◊ 多吃杂粮、粗粮，真的能减肥吗？

无论是减肥还是预防糖尿病，现在的人都首推杂粮、粗粮，他们的理由是：杂粮、粗粮比大米的热量低，既然热量低，就可以多吃了。

其实这是错的！各种粮食所含的热量很接近，甚至杂粮的热量比细粮还要高！以被糖尿病人寄予厚望的莜麦为例：每 100 克莜麦含的热量约为 376 千卡，而 100 克大米约是 345 千卡，杂粮比大米所含的热量还要高一些呢！

但营养学家确实推荐过用杂粮粥代替精米白面，他们自己也已经很久不吃纯白的米饭馒头了，为什么？杂粮粥、粗粮饭能减肥的确切原因是：杂粮粥、粗粮饭中含的水比精米白面要多！用通俗的话说就是杂粮更"出数"——同样重量的生粮食，杂粮做熟后，体积更大。

因为杂粮没经过加工，纤维素很多，如果要煮一碗杂粮粥的话，一般要放 6 倍左右的水才能煮烂、煮熟。但是，如果是蒸大米饭，只要加 1.5 倍的水就够了。也就是说，同样的体积下，杂粮煮成粥，会是很大的一碗，大米煮出来的却很少，看上去挺糙的一碗杂粮粥能让你吃得很饱，由此减少了食物的摄入量。但如果换成精米白面，想获得同样的饱腹感，吃进去的粮食就要比杂粮多得多了。

◇ 那么，如果想通过喝杂粮粥减肥，应该怎么做？

也就是说，如果你想通过吃杂粮粥减肥，量一定要控制，干的杂粮的量，一定不能比平时吃的生米还要多，而是要减量，之后多加一些水煮成粥或者饭。这样的杂粮粥才是真的降低了热量的摄入，这也是减肥的通则：选择含水量高的食物，是减肥的好办法。

就像你吃葡萄不会长胖，但吃葡萄干会，因为 100 克葡萄的热量只有 43 千卡，但变成了葡萄干后，100 克的热量就是 350 千卡，增加了近十倍，葡萄比葡萄干多含了很多水。因此，从减肥的角度说，果脯类的零食是大忌，因脱了水，又加了糖，热量再次被浓缩，看似没吃进多少，但热量的摄入很容易超标。很多女孩子想减肥，主食不吃，但是话梅、杏果干依旧常吃，这些零食的热量，早就超过他们忌口已久的馒头跟米饭了。

七、"生酮饮食"确实能减肥，但也能生湿

⬦ 只吃肉，不吃粮食真的能减肥吗？

传说中的"吃肉减肥"，早就有了医学的规范称谓："生酮饮食"。而且最近还获得了国际医学研究者的支持。美国亚拉巴马州大学的一项为期八周的研究显示：生酮饮食组平均减重达 9.7%，低脂饮食组则只减掉了 2.1%；在腹部脂肪减少量上，生酮饮食组比低脂饮食组多出近三倍。

另一项汇总了 13 项临床试验的结果显示：相较于低脂饮食，生酮饮食可减去更多体重，并且更能够保持减重的效果。

生酮饮食的意思是：不限制每天摄入食物的总热量和脂肪，只限制碳水化合物。这是不是意味着：从此可以放心大胆地吃肉，只要不吃粮食就能减肥了？

并不是。

这个肉，不是你喜欢的红烧肉、白切鸡，它要求的是肥肉，而且在吃肥肉的同时，还不能吃米饭、馒头甚至水果，只有这样才能彻底断掉糖和蛋白质这两大身体的能量来源，才能逼着你的身体把体内的脂肪转化为能量，通过代谢脂肪而减肥。

如果你真的执行生酮饮食两周，体重可以减轻近五千克！这是研究者获得的数据。但前提是，你每天吃进去的食物中，75% 必须是脂肪，蛋白质和碳水化合物分别只能占 20% 和 5%。

如果你能如此坚持，除了减肥，还会收获其他益处，如降低血糖。一项为期五年的有关生酮饮食的研究显示：生酮饮食进行到第十周时，56.8% 的患者可以减少或停用降糖药物，患者体脂含量平均降低 7.2%；生酮饮食进行到第六个月时，总体患者平均减重 12%，保持减重效果率高达 89%；生酮饮食坚持一年时，在糖化血红蛋白、减重和减少降糖药物用量方面，均显著优于低脂饮食，患冠心病等慢性病的风险也随之下降。

但是，坚持一年的生酮饮食，谈何容易！

◊ 真正的"生酮饮食"是什么样子的？

我们来演示一下：

以每天摄入 1800 千卡热量为例，这是一个成年人每天正常的饮食热量，其中需要吃脂肪来获得 1350 千卡的热量，这是生酮饮食者一天的主食。这么看，生酮饮食更像是喝油减肥，但又有几个人能坚持每天靠喝油度日？即便是肥肉、黄油、橄榄油你可以自选。

还好，可以吃坚果，因为坚果含油多。以巴旦木，也就是美国杏仁为例：100 克的热量是 560 千卡，你一天可以吃半斤，但这只是粗算，因为杏仁也含蛋白质，还需要在你能吃的蛋白质中，把杏仁的这部分扣除掉。之后，你还能吃 360 千卡热量的蛋白质。100 克酱牛肉的热量是 246 千卡，每天你能吃二三两酱牛肉。像网上传的生酮菜谱中，通过吃涮羊肉、炸鸡腿大快朵颐的做法，是违背生酮饮食对蛋白质的限制的。因为羊肉和鸡腿中的蛋白质太多，蛋白质也能供能，蛋白质吃多了，身体就不再消耗自身的脂肪了，减肥就会因此泡汤。所以，如果把生酮饮食等同于吃肉减肥的话，这个肉并不是瘦肉而是肥肉。

再有就是粮食和糖，它们加在一起才不到 40 千卡，其中还包括你误以为减肥可以放开吃的水果。水果含糖量很高，而生酮饮食对糖是禁忌的，因为糖是很好的能量来源，会代替脂肪给身体供能，因此你也就还能吃半两米饭和不到 2 两的苹果。

好消息是：蔬菜含糖低，你可以多吃，而且可以用多多的油来炒，不用像以前的减肥那样，只能白水煮素菜了。

也就是说，生酮饮食开始之后，除了喝油、吃肥肉，你要靠吃杏仁和炒蔬菜度日了。这样的吃法不会伤身吗？肯定会！所以按照正规要求，生酮饮食是要在医生指导下进行的，而且不能有基础疾病在身。

从中医角度看，生酮饮食是典型的伤脾饮食。首先，生酮饮食吃的脂肪，是最难排空的，也是最难消化的，这就极大地耗伤了脾气。其次，生酮饮食剥夺了以吃粮食五谷来健脾的机会，在此双重影响之下，就算你忍下了生酮饮食的乏味而减肥成功，脾虚带来的后患也可能接踵而至。

八、想减肥，一周有两天，你可以这样吃

减肥必须节食，但节食也可以不太受罪，最好的办法是，每周拿出两天来限制一下饮食，余下的五天照常吃，坚持一个月，你就可以明显变瘦！更重要的是，这种轻断食还能帮你防病、防老！

◊ "轻断食"具体应该怎么做？

轻断食的这两天，也不是彻底地饿肚子，每天的热量可以吃到 500 千卡，如果是个成年女性，这个食量相当于正常食量的一半，只要找到热量低、营养均衡同时饱腹感强的食物组合，就会在无感中达到减肥的效果，具体的食物搭配参考如下：

首先要保证两个鸡蛋，一袋牛奶，加在一起的总热量是 250 千卡，这只吃到了全天热量的一半，但保证了全天的蛋白质供应。

蛋白质在减肥的过程中必须有，绝对不能全素，所谓全素就是全是植物性的食物。一来，蛋白质是身体的结构基础，是人体这座大楼的钢筋水泥，蛋白质缺乏，大楼就要坍塌，肌肉、骨骼、皮肤都受影响。很多人瘦得"脱了相"，其实少的不是脂肪，而是蛋白质，是蛋白质的结构受损了。

同时，食物中如果有蛋白质，可以饿得慢一点，因为蛋白质的消化，比碳水化合物和脂肪都要慢，有蛋白质的食物更耐饿。

还有一点很重要：食物的消化过程，胃的黏膜、肠道的蠕动以及消化酶的分泌，都是要消耗能量的，其中，消化蛋白质耗能最多，如果你吃进去的蛋白质最终转化为 100 千卡热量，其中的 30 千卡是用来消化的。所以，减肥时吃蛋白质是"挥霍"人体能量的好办法。

接下来你可以把杂粮粥当成主食，100 克杂粮粥是 47 千卡，两碗才不到 100 千卡。杂粮纤维素多，饱腹感强，而且杂粮中各种矿物质、维生素含量都多，能够保证节食过程中的营养均衡。

再下来是蔬菜，如果吃一斤炒蔬菜的话，热量才是大约 100 千卡。蔬菜是食物中热量最低的一种，只要你不用太多的油来炒，或者是水煮，多吃既能解饿又能保证维生素摄入。蔬菜的维生素，远比水果要高得多。

剩下的热量就给水果吧，如果是夏天，可以吃西瓜，西瓜是最好的减肥食物，因为它的水分多，热量相对低，1 斤西瓜才 100 千卡的热量，比吃其他质地致密的水果热量要低。

这样综合下来，两个鸡蛋，一袋牛奶，两碗杂粮粥，一斤炒蔬菜，一斤西瓜，这些食物在一天中吃完，热量大约是 500～600 千卡，而这个饮食量，并不至于让你饿得前心贴后背，正好符合轻断食那两天的热量标准。

余下的那五天，可以稍微放纵一下，只要不要过油、过甜、过饱，每天的热量是这两天的一倍左右，这样 5∶2 的节食节奏，收到的效果不只是减肥，还能防病和抗衰老，启动我们前面说的"细胞自噬"。

五、能让你不饿的减肥药、美国早已禁用

"被减肥药榨干的中国女孩""这种减肥药可能是'毒药'，已有十吨流入市场"的消息，曾经在网上不胫而走。

◊ 减肥药真的可能是毒药吗？

"减肥药可能是'毒药'"绝对没有言过其实，之前已经有过多个减肥药导致死亡的例子。之所以仍旧有那么多人拼死"服毒"，甘愿被减肥药"榨干"，是因为这些减肥药还真的有神效，它们大多含有一种可以让你不再想吃东西、抑制住食欲的成分，这就是"西布曲明"。而有如此疗效的减肥药，却早在 2010 年就被各国勒令退市了，原因是，它的过量服用可以导致猝死！

其实，西布曲明也有"堂而皇之"进入市场的时候。那是 1998 年，美国食品和药物管理局（FDA）批准它作为一种口服抑食剂来使用，随后被用于辅助治疗肥胖症。当时，含有西布曲明的药品很多，包括巩俐代言过的，中国一家药厂出的"曲美"。

西布曲明的减肥原理和普通的泻药不同，西布曲明作用在神经中枢，通过中枢性抑制来减少食欲，由此达到减肥的效果。当时，在上市前的小规模测试中，并没有出现安全问题，但是在上市后的监测中很快发现，一部分的药物使用者产生了严重的心脑血管不良事件。欧洲药品监管部门就此进行了一项大规模的临床实验，结果发现，使用西布曲明的受试者，体重减轻的百分比，与使用安慰剂者相比高出 2.5%，但是产生心脑血管事件的风险比安慰剂组高了 16%。也就是说，你需要冒着死亡的风险，获得有限的减肥效果——2.5% 与 16%，这真是得不偿失！鉴于此，从 2010 年开始，这类药品在欧盟国家、澳大利亚、美国以及中国相继退市。

但是，这种已经被列入黑名单的减肥药，此后仍旧不断被违法添加，因为它抑制食欲的效果非常受欢迎。对因贪吃而肥胖的人来说，他们减肥的难点就是控制不住嘴！现在网上的各种减肥新药，肯定不敢标明含有西布曲明，但只要你吃了它之后，旺盛的食欲在很快降低的同时，若还伴有心悸、便秘、口干、失眠等问题的出现，那多半你吃的就是非法添加了西布曲明的减肥药。

既然是违法添加，那么其不仅不会标注成分，更不会标注含量，这样一来，人们便很容易因为减肥心切而过量服用。需要减肥的人，之前的肥胖已经让他们的心脏负荷超过了常人，甚至因为长时间的超负荷，心功能已经下降，或者早就有了心脏病的各种隐患。这个时候，会增加心脏病风险的西布曲明再一加磅，危及生命的心脏病很可能会就此被诱发，减肥药引起的猝死就是这种事件的极端结果。但在理论上，这种事件确实是随时都可能发生的。你之所以侥幸逃脱，很可能是对自己下手不够狠，或者没心急到每天都要减一斤的份上，后者足以让"瘦成一道闪电"的初衷，换来"变成一缕轻烟"的惨剧。

◊ 健康减肥的标准是什么？

减肥是个生活方式改变的过程，以每周减一斤为最佳，这样的速度，对饮食和生活的改变不大。晚餐少吃一半，饭后至少半小时后快走 40 分钟，很容易达到每周减一斤的效果，一旦这个习惯形成，也就不会在减肥成功之后，出现反弹的问题。很多人在减肥之后反弹，就是因为正确的生活习惯还没有形成，他们采取的极端减肥行为无法坚持，减肥的效果自然也无法持续。

十、脾虚的、减肥的，为什么医生会开同一种药？

关于胖瘦，金元时期的名医李东垣在他的《脾胃论》中清楚地描述过："脾胃俱虚，则不能食而瘦，或少食而肥，虽肥而四肢不举，盖脾实而邪气盛也。"

这段文字里包含了两个状态和体形：一个是不能吃而瘦的，一个是不能吃而胖的，虽然分属胖和瘦，但都是一个起因，就是脾虚。也是这个原因，这两个极端状态，在中医那里，会被医生开出同一种药，这就是能健脾的参苓白术丸。

20世纪60年代，中国"三年自然灾害"，因为没东西吃，民众的营养状态很差，普遍都很消瘦，当时更没有任何保健品，医生就是用参苓白术丸给干瘦、营养不良的病人做补品的，通过健脾而改善营养状态，效果非常好。

这些干瘦的人，就是"不能食而瘦"。他们因为饥饿伤了脾气，加之食物匮乏、营养少，就造成了这种情况。这种情形在现在也有，只不过不是因为营养不良，而是不吸收。我见过一个女孩子，特别能吃，而且特别喜欢吃肉，一个人可以吃两客牛排，但是很瘦，当时她去看中医，医生开的就是这种药。

有意思的是，这个女孩子后来结婚生孩子，出了月子仍旧很胖，她一直以为是产后问题，但孩子都上小学了，她还处于"喝凉水都长肉"的严重肥胖中，去看中医，医生开的还是这种药。

◊ 为什么同一种药，既能减肥，也能增重？

这从西医的角度讲是说不过去的，因为减肥和增重在能量代谢上是矛盾的。中医之所以可以同用一种药，是因为它立足的是肥胖和干瘦的产生机理，也就是脾虚。

中医的脾是主运化的，类似身体的"物流"，运化不好就是物流失职，吃什么都吸收不了，酒肉穿肠过，这就是吃什么也不胖的干瘦。运化不好，垃圾也运不出去，于是不吃也胖，这个胖，就是堆在身体里的垃圾，这多是"湿胖"。中医没有关注胖或瘦的结果，而是着眼并且改变胖和瘦形成的机理，使营养和垃圾都得以归位，由此以不变应万变，纲举目张。

同一个药兼顾肥胖和干瘦，也从另一个角度提示那些年轻时怎么吃都不胖的人切勿大意，如果他们因为自己长不胖而暴饮暴食，脾气只会更加虚弱。在接下来的日子里，无论是遇到生育还是生病等转折点，只要身体有了一次"重新洗牌"的机会，他们马上就可能从一个吃什么都不胖的瘦子，变成不吃也长肉的胖子，因为他们在干瘦时累坏的脾，没有清运垃圾的能力了。

第四章

美容是大事，"湿胖"毁所有

美人有"卧蚕"，而你只有眼袋

之前，胡歌拍摄的时尚大片，被网友认定是"得罪了修图师"，因为胡歌眼睛下标志性的"卧蚕"被修掉了。少了"卧蚕"的胡歌确实少了很多生动性，再不是笑眼弯弯、灵气十足了——这就是"卧蚕"的功劳，它能使人看上去喜庆、甜美，而几乎所有的美人，眼下都有"卧蚕"。

所谓"卧蚕"，从医学上讲，就是肥厚的眼轮匝肌，专业名称叫"肌性眼袋"。顾名思义，这些美人的"眼袋"之所以好看，因为它们是肌肉，所以才紧致有弹性，让面容变得生动。

与之相反，和"卧蚕"出现在同样位置上的是眼睛下的眼袋，但质地则完全不同。眼袋里不是肌肉，而是脂肪，脂肪是没有弹性的，是松散的，所以眼袋会越来越明显地下垂，连带着人的面容也显得憔悴苍老。

从形状上看，眼袋大多是三角形的，但"卧蚕"是椭圆形；不论脸部表情是哭是笑，眼袋都在，而"卧蚕"，是在笑起来时才会格外明显，有"卧蚕"的眼睛，看上去好像会笑。

◊ 既然眼袋有损容颜，怎么才能去除它呢？

首先，手术是最简单的，直接把多出的脂肪拿掉。但问题来了：去掉了的眼袋，过几年还会再长出来。因为手术只是去掉了脂肪，不能改变脂肪产生的原因。那么，为什么会在眼睛下多出脂肪呢？

首先是代谢能力下降，非但眼袋，全身都会有脂肪因代谢下降而堆积的问题。其次，眼周的肌肉无力兜住脂肪，眼袋因此下垂。而这些都和中医的脾有关，换句话说，一个健康的美人和有眼袋的你之间，隔着一个强健的脾。

这个脾是中医的脾，不是长在腹腔中的那个脾，中医的脾是主肌肉、主运化的，类似身体中的"物流"。

我们身体中，所有和肌肉有关的问题，都和中医的脾有关：脾虚的人容易疲劳，因为骨骼肌张力不足，不能持重；脾虚的人大便不成形，因为肠道肌肉无力对食物残渣"塑形"；脾虚的人面部肌肉无力，表情肌会下垂甚至松垮，眼袋就是后果之一。

停滞在身体里的多余脂肪，中医称之为湿，是该及时排出去的脏东西。它们之所以停留在身体里，从西医的角度讲，是因为代谢率降低，脂肪不能燃烧；从中医的角度讲，是脾的运输能力下降，"物流"不给力了。所以，眼袋严重的人，大多还有面容胖肿、身材臃肿的问题，这些都是"湿"停留在体内造成的。通俗地讲，就是他们的身体里，多了"注水肉"。

　　要想从根本上改变眼袋以及各种"注水肉"的问题,唯一的办法就是健脾,能健脾的药物都可以成为皮肤的"紧致剂"。除了前面多次提到的参苓白术丸和茯苓糕,还有一味药是葛根,葛根也是入脾经的,有升阳的作用,这个我们后面详细讲。总之就是通过健脾,一方面增加代谢率而祛湿,另一方面增加肌肉而托住多出来的脂肪,这才是根治眼袋之法。

二、怎么就成了"油腻男"

"油腻"这个概念，是最近流行的，多是形容体态肥胖、大肚子的中年男人，更有时尚人士说，如果再加上脱发和手串，简直就是油腻的"标配"了。

从医学上讲，"油腻男"和"湿胖女"都是病理体质的外在表现，他们相同的方面是：都是以脾虚为基础的。不同的是，"湿胖女"是脾虚加湿，"油腻男"是脾虚加痰湿，这与性别以及饮食习惯有关系。

究竟什么是"油腻"？

所谓"油腻"，在中医里属于痰湿，是该及时代谢出去而没有代谢出去的脏东西导致的，比如高血糖、高血脂、高血尿酸等，其中能使人看上去就显得很油腻的，主要是胆固醇，就是血脂中关键的一项。而统计显示，中国至少有两亿人是高胆固醇的。

血液中的胆固醇，只有30%是吃肥肉、吃油腻之后升高的，剩下的70%，是身体自己合成的，就算你把鸡蛋黄、猪脑花这类胆固醇高的食物都忌掉，如果你本身胆固醇代谢的能力就不好，仍旧可能是高胆固醇的人。这个代谢胆固醇的能力，就属于中医脾气的范畴。

胆固醇升高，除了可以加快血管硬化、加速血管中粥样斑块的形成，导致心脑血管病这个中国死亡率最高的疾病之外，对中青年来说，胆固醇令人头疼的一点是：它是激素合成的前体物质，其中就包括了让人显得"油腻"的睾酮这种雄激素。

不论男女，身体里都有雄激素，只不过女性的雄激素少。不论男女，之所以长痘痘，皮肤、头发出油，让人显得很油腻，甚至因为出油而脱发，就是因为雄激素过多或者失调。因为雄激素有增加皮脂腺分泌的能力，雄激素越多，或者是雄激素的受体对雄激素过于敏感，都会导致皮肤、头发油脂分泌的增加，人就变得油腻，容易长痘痘，也容易脱发。

"油腻"这个词之所以最近才有，之所以在以前生活贫困时很少有人长痘痘，是因为那时人很少吃肉，食物中的胆固醇含量不高，没有过多的合成原料来帮助雄激素的合成，人们是因为贫困、饥饿躲过了"油腻"的。

导致油腻的原因是什么？

即便是现在，为什么同样是吃肉，别人不油腻，唯独你油腻了呢？这就和身体的清运功能有关，西医叫胆固醇的代谢能力。研究发现，越是脾虚的人，胆固醇的代谢能力越低。

研究者先通过劳倦的办法使小白鼠处于脾虚状态，再给它们吃高脂肪的食物，结果，同样是摄入高脂肪食物的情况下，没有脾虚的小白鼠，高血脂问题就不明显，而脾虚的那些小白鼠，血液中的胆固醇含量明显升高。很显然，中医的脾的状态决定了胆固醇的代谢力，因为中医的脾是负责运化的，这个运化类似于物流和快递，物流和快递不给力，垃圾自然清理不出去。

◊ 如何才能改善油腻的状态？

所以，要想改善油腻，健脾是第一位的，健脾才能增加垃圾清运的能力。中医会给这种"油腻"的人开出香砂六君子这类药物，其中的"六君子"是六味健脾的药物，而香砂是木香和砂仁，这两个是用于清除消化道"垃圾"的。因为油腻男、脾虚者的消化道，也很难干净，具体反映出这种情况的就是舌头，他们的舌苔往往非常腻，木香和砂仁可以使舌苔变干净，更重要的是，舌苔干净的同时，消化道也清爽了。

二、为什么中国名菜都是荤素搭配？

除了药物帮助，"油腻男"特别需要用蔬菜类的食物帮助"清肃"身体，他们急需从无肉不欢的"食肉动物"变为"食草族"，而且随着植物性食物摄入量的增加，油腻感会明显减轻。

◈ 植物性食物为何能改善油腻呢？

因为植物含有植物固醇，它们和动物的胆固醇在结构上很像，植物固醇吃进去之后，也会和身体里的胆固醇受体结合，植物固醇吃得越多，就能越多地抢占胆固醇受体，等动物性食物进来之后，受体已经被占满了，动物性胆固醇因为没有了"座位"，只能被排出体外。

研究显示，植物固醇能有效地降低高血脂患者血液中的"坏"胆固醇（包括总胆固醇和低密度脂蛋白胆固醇）含量，而不影响血液中的"好"胆固醇（高密度脂蛋白胆固醇），对高血脂患者来说有很好的降脂效果。植物固醇摄入量越高，人群罹患心脏病和其他慢性病的危险性就越少，这也是植物性食物能使人变清爽、不油腻的关键。于此，中国名菜早就做了示范："百叶结烧肉""芋头烧鸭""泥鳅钻豆腐""萝卜牛腩"……这些传统的中国菜之所以好吃，是因为荤素搭配得很对味，还给美食赋予了健康的意味。

有一点需要注意，同样是植物，但食品的加工越精细，植物固醇的含量就越低。比如全麦粉就比标准粉的植物固醇含量多，标准粉的植物固醇含量又多于富强粉，富强粉的又多于饺子粉。而紫米、薏苡仁、荞麦、青稞、小米、玉米等的植物固醇含量较高，平均在 60 毫克以上，因为它们都是没有经过细加工的。

豆类的植物固醇含量比谷类高，每 100 克黄豆中，植物固醇含量超过了 100 毫克，黑豆和青豆中植物固醇的含量也较高。

◊ 喝茶真的能去油腻吗？

说到植物能去油腻，很多人肯定还会想到喝茶，吃了大鱼大肉之后喝杯茶，马上觉得嘴里、胃里都清肃了不少。事实上，这个感觉并不意味着血脂的降低或是脂肪被化解，这是因为茶中的咖啡因和茶碱等，刺激了胃酸的分泌，胃酸分泌多了，吃肉导致的油腻感就减轻了，肉的消化也加速了，甚至还能很快又感到饿，但血内的脂肪并不会因此降低，"喝茶能降脂、刮油"的错觉是来自这里的。

除非你喝的茶特别浓，因此人变得很兴奋，一夜一夜地不睡觉，由此提升了基础代谢，增加了热量的消耗，这样带来了减肥的效果倒是有可能，这也是现在有人提出清咖啡减肥的理由，就是借助咖啡中含的咖啡因来增加代谢。但一般情况下，一个人一天也就喝十克左右的茶叶，这与每天认真、足量地吃蔬菜而获得的植物胆固醇，还是没法比的。

四、这种肚子疼，能要"油腻男"的命

我们查血脂的时候，指标分"甘油三酯"和"胆固醇"，甘油三酯这个指标，与你查体前的饮食状态有关。如果在化验的前几天，你吃了油炸的或者肥腻的食物，甘油三酯马上就会升高；如果接下来的几天，你吃素，而且增加了运动，过几天再查，甘油三酯就可以恢复正常。

在中国血脂高的人群中，甘油三酯高的比例比欧洲人多，虽然它对血管的破坏力比胆固醇小，但可能抢在胆固醇升高导致心脑血管病之前，因为诱发急性胰腺炎而致命，这在中青年群体中很常见。

甘油三酯高为什么如此危险？

因为浓度过高的甘油三酯会使血黏度增高，引起胰腺的微循环障碍，再加上胰腺中的脂肪酶作用于甘油三酯，释放出有毒的游离脂肪酸，会对胰腺产生毒性作用。这些加在一起，就可能诱发急性胰腺炎，特别是当你大口喝酒、大块吃肉时。

每次过节、过年，医院的急诊室都会接收这种人，在吃喝之后肚子疼、呕吐，又往往被认定是"胃病犯了"，或者是"吃得不合适"，因为这些人往往是三四十岁的人，平时身体很壮，很容易忽略健康，这些都会导致诊断和治疗的延误，有的甚至可能为此丧命。因为在急性胰腺炎中，有一种坏死性胰腺炎的死亡率在80%以上。

因为胰腺炎是胰腺里的消化酶被激活之后，对腹腔里的自身器官开始"消化"，由此引起的急性炎症。你想想，当这些平时可以把难以消化的食物都消化掉的消化酶，开始消化自己肚子里的器官组织时，情况得有多严重？！

目前，医学界已经达成了共识：凡是体检时，空腹血甘油三酯大于或等于5.56mmol/L，就等于超过了"高脂血症性胰腺炎"警戒线，他们很可能因为一顿暴饮暴食，或者食物过于油腻而引发急性胰腺炎，而有如此指标者，大多是"油腻"的"大肚子"。

以下症状，千万要注意！

因此，如果你是个胖子，而且多次体检都告知你血脂高，一旦在暴饮暴食，特别是饮酒或极度疲劳之后，突然发作位于上腹正中或偏左的腹痛，疼痛持续性加重，严重似刀割一样，而且在向背部、胁部反射，在肚子疼的过程中如果还有了发烧问题，千万别自我诊断为胃肠炎之类的小病，赶紧就医！尽快通过化验确诊肚子疼的病因，因为"油腻"很可能已经把你推到了致死率很高的急性胰腺炎面前。

五、名人们的发际线也后移了

演员吴彦祖近来现身时，发际线明显后移了，而他已经不是美男脱发的第一例。之前，远有"英伦玫瑰"美称的裘·德洛，近有李亚鹏、金城武，都曾因为脱发而颜值受损。包括普通人，脱发也是生活的第一大苦恼。这个不碍吃喝的毛病之所以难治，是因为它和雄激素的分泌有关，男人总不能因为想不脱发，就让自己变得不那么阳刚吧？那么，有什么办法能减少脱发？

◊ 掉发不等于脱发

首先，不要一掉头发就紧张，因为脱发和掉发不是一回事。

掉发是一种生理现象，正常人每天大约会掉落 50～100 根头发，然后有对应数量的新生头发补充，保持头发总量基本不变，只不过人们只能看到掉了的头发，不能感知长出来的。

只有当一段时间内掉落的头发超过了长出的，才属于脱发，医学上称之为"休止期脱发"，而非雄激素性脱发，这种情况的脱发会在一段时间后停止，头发还能再长回到原来的水平。

◊ 什么情况下会出现"休止期脱发"呢？

体重下降过快时，比如过度减肥的人，或者是大病初愈的人，这与营养的失衡有关。再有就是孕产妇，她们多是体内激素水平变化巨大使然。一般是在产后两个月时大量掉发，产后四个月时最严重，产后一年之内，头发又会恢复到产前的水平。还比如突然而至的精神压力，所谓"一夜白头"不全是文学夸张，在医理上确实成立，凡此种种的脱发是可以自愈的。

◊ 出现"雄激素性脱发"应该怎么办？

比较麻烦的是吴彦祖这样发际线后移的脱发，医学上称为"雄激素性脱发"。这种脱发的特点是前额两侧的头发最明显脱落，发际线因此后退，前额变高，前额的发际线呈"M"形，而且多伴有头皮油脂分泌增加的情况。

这种脱发不是因为雄激素真的分泌太多，而是局部头皮的毛囊对雄激素的敏感性增加，这个问题如果发生在女性身上比较好办，可以通过口服避孕药的办法对抗雄激素，但因为避孕药含的是雌激素，男性就麻烦了，他们不能通过补充雌激素的办法来治秃，所以大多会选择外用药。

目前最常用的是米诺地尔，这是美国食品和药物管理局批准的唯一用于治疗雄激素性脱发的外用药。除此之外，最近一直用来抗过敏的西替利嗪，被皮肤科医生认定有治疗雄激素性脱发的效果，它不是通过干涉雄激素，而是通过降低炎细胞浸润和前列腺素的生成而发挥作用的，这就给女性脱发带来了福音。

这个研究结果初步证实：1%西替利嗪溶液外用涂抹6个月后，毛发的总密度和毛发的直径都明显增加，与其他药物相比，西替利嗪的外用更加安全。只是目前还处于实验阶段，仍须进一步验证。

六、"油腻"中年，这杯茶能让你变清爽

无论男女，人过中年，"油腻"就开始近身，只不过表现方式不同罢了，腆着大肚子的中年男，腰间挂着"游泳圈"的中年女，不一而足。

中国健康营养调查显示，从 1993 年至 2009 年的 17 年间，成年人超重／肥胖的患病率从 13.4% 增加至 26.4%，总体呈线性增长。成年人腹型肥胖的患病率从 8.6% 增长至 37.4%，显著高于超重／肥胖的增长速度。在不同的年龄组中，增长最快的正是中年人。与 2010 年比较，目前男性腹部皮褶厚度增长了 12.4%，女性腹部皮褶厚度增长了 4.4%，均呈较快的增长趋势。

之所以"油腻"，首先是错误的生活方式所致，主要包括：应酬多、外出就餐增多，导致摄入的热量过多、脂代谢紊乱。其次是基因的问题，如果原本就有肥胖的基因，又恰好处在中年这个易感的年龄段，不良的进餐方式及膳食结构的改变，很快就会使"油腻"变成现实。

研究显示，人体的基础代谢率在过了 25 岁以后，会慢慢下降，平均每十年减少 2%～5%。这也意味着，在年轻时大鱼大肉、胡吃海喝，身体能消耗大量的热量，你不会马上发胖。但随着年龄的增大，新陈代谢的速度降低，摄入同等的热量，能消耗、转化掉的，远不如年轻时，这些热量堆积下来转化为脂肪，最容易沉积到腰腹部。

可以怎样预防和减少油腻呢？

既然如此，预防和减少油腻最好的办法，就是少吃多动，除了如此改变生活方式，还有一味中药可以帮到你，这就是莱菔子，也就是萝卜子。

中医有个名方叫三子养亲汤，由莱菔子、白芥子和紫苏子组成，针对的是老年人因为代谢能力下降，痰湿排不出去而导致的痰喘咳嗽，最初是一个名医给他年迈的父亲治病用的。而"油腻"的中年人，已经未老先衰，代谢能力下降了，他们"油腻"的病理基础与痰喘的老年人一样，特别是还有吸烟恶习的人，他们的呼吸道大多存在严重的痰湿问题，平平常常的就会咳嗽吐痰，所以适合以三子养亲汤的组方原则去治疗。

这个方子可以作为药茶，每种子每天10克，可以用开水冲泡代茶饮。如果没有呼吸道不清爽的问题，只是肥胖油腻，可以单纯用莱菔子10～15克每天代茶饮。这个莱菔子要炒的，因为炒莱菔子入中焦，如果是生莱菔子则侧重上焦了。吃萝卜的时候也一样，生萝卜适合肺火盛的咳嗽、咽痛，熟萝卜适合消化不良导致的胃肠痰湿积滞。

我在北京卫视《养生堂》做节目的时候，有个观众和我互动，介绍他的经验。他之前是个胖子，走路都喘，为这提前退休了。退休后全力减肥，借助的就是莱菔子，只不过他不是喝莱菔子的茶，而是直接吃萝卜。每天晚上都用白萝卜当饭，白煮或者清蒸，只用鲜酱油调味，最多配一碗杂粮粥，再加上晚饭后的走路，很快就瘦成了正常人，之前的痰喘也完全消失了。

清蒸白萝卜是道名菜，在南方的一些饭店叫"清蒸象牙白"，味道很好，而且白萝卜是十字花科的植物，除了热量低、纤维素多，本身还有很好的预防癌症的作用。

七、有一种维生素能去"油腻"

"青春痘"严重，过了青春期还在长，而且抹什么、吃什么都不管用，这也是"油腻"的一种表现。这个时候，可以试试一种维生素，这就是备孕女性都在吃的叶酸，也就是维生素 B_9。最新的一项研究显示：叶酸可以改善痘痘的产生基础。

他们对 124 名中度和重度痤疮患者，以及 70 名健康志愿者进行化验，结果发现，无论是男性还是女性的痤疮患者，他们的血清同型半胱氨酸水平，都高于没长痤疮的人，而且同型半胱氨酸水平越高，痤疮就越严重，叶酸恰恰是可以降低同型半胱氨酸的。

⬦ 叶酸是怎样帮助我们去油腻的？

我们吃进的蛋白质，会产生同型半胱氨酸，通常它会迅速转化成对人体有益的谷胱甘肽和 S-腺苷蛋氨酸。但是，如果这个转化过程出了问题，比如食物中缺乏叶酸、维生素 B，以及有吸烟、酗酒的习惯，疾病或者就是基因的问题，人体内就会积累过多的同型半胱氨酸，它就开始肇事。

据统计，同型半胱氨酸水平升高，会增加包括冠心病、中风、骨质疏松、某些癌症、糖尿病、阿尔茨海默病、抑郁症、妊娠期高血压等在内的 50 多种疾病的患病风险。

在中国的脑中风人群中，很多就是因为高血压合并同型半胱氨酸水平过高而得病的。所以，中国的高血压病人，要在服用降压药的同时，每天补充 0.4～0.8 毫克的叶酸，这个研究成果在前几年获得了"国家科技进步二等奖"，领衔此项研究的，是北京大学第一医院的霍勇教授。

大家对叶酸更多的熟悉来自女性备孕和怀孕的初期，因为缺乏叶酸会导致孕妇生下无脑儿，或是新生儿患先天性心脏病、泌尿系统畸形、唇腭裂、肛门闭锁的风险升高。所以，国际医学界建议：从备孕起至孕后三个月，每日服用 0.4 毫克叶酸。

一项研究结果显示，单摄入高剂量的叶酸，可使同型半胱氨酸水平下降 17%，单摄入维生素 B_{12}，可使同型半胱氨酸水平下降 19%，而同时摄入叶酸和维生素 B_{12}，可使同型半胱氨酸水平下降 57%，同时摄入叶酸、维生素 B_{12} 和维生素 B_6，可使同型半胱氨酸水平下降 60%。由此可见，痤疮患者最好补充复合维生素 B，因为它包含了不同种类的维生素 B。

叶酸及维生素 B 的主要来源是绿叶蔬菜、水果、坚果、豆类、瘦肉、动物肝脏和乳制品，难道多吃这些食物不能补充吗？关键的原因是，维生素 B 比较娇气，在食物储存和加工过程中容易损失，中国人其实是非常缺乏维生素 B 的，特别是在中国菜的烹调方式之下。这也许是在我们的生活变好之后痤疮高发的原因之一，因此，各种人群都应该适当补充维生素 B。

◊ 人们会担心，维生素 B 吃多了是不是会中毒？

维生素中毒的问题，主要是针对维生素 E 这种脂溶性维生素的，它们很难从身体里随时排出，过量会蓄积在肝脏中，由此引起中毒。而维生素 B、维生素 C 这类维生素是水溶性的，就算你吃过量，也可以随时从小便排出。所以，美国的面粉中，维生素 B 都是健康添加剂。如果痤疮严重、皮肤很油腻，不妨参照孕妇和高血压病人的叶酸补充剂量服用，肯定不会有补充过度的问题。

八、"油腻女"更容易患不孕症

"油腻"不是男人的特权，女人也可以很"油腻"，并因此长痤疮、头发易出油，如果这种情况很严重，而且身体又偏胖，一定要警惕有没有雄激素过量的问题。有一种造成雄激素过度的妇科病，是可以导致不孕的，这就是现在越来越高发的多囊卵巢综合征，女性 53% 的痤疮是由它引起的。

好在这种与不孕相关的痤疮，还有一个相伴的症状，这可以帮助单纯长痘的女性"厘清"自己，这个症状就是月经失调。而且这种失调多是几个月不来月经，甚至索性停经了，但往往被认为是女孩子发育不成熟，特别是学习压力大的高中生，因此而被忽视。

这种病症究竟是什么，又是怎么产生的？

多囊卵巢综合征的形成，是由于内分泌调节失常，卵巢内的卵泡不能正常发育、成熟，由此导致其不能排卵，卵巢为此不断产生不成熟的囊状卵泡，从而卵巢呈多囊性增大，"多囊卵巢"由此得名。这种病好发于 20～30 岁的女性之中，正是在她们想做妈妈的年龄，是现在女性不孕症的重要原因。

卵巢正常排卵与否，是要受它的上级"领导"指示的，这些"领导"一个是下丘脑，一个是垂体，它们协同好了之后，就将排卵的指示发给卵巢，这就是"下丘脑—垂体—卵巢轴"。但是，这个轴的最高统帅是大脑皮层，后者是产生我们情绪的地方。因此，情绪紧张、心理压力大，可以直接影响这个轴，不发或者发出错误指示，这就导致了卵泡发育的不成熟，因而无法排卵。

这也是很多女孩子在高三备战高考时很容易月经失调的原因，有的女孩，索性整个高三就不来月经，因为她们压力太大了，白天用脑过度，晚间睡眠时间又少，为此不仅会停经几个月，而且会长痤疮，甚至发胖，更典型的症状是体毛也会多，鼻子下面长"小胡子"。这些症状综合到一起看，其实是典型男性化趋势，如果去做血液化验，确实会发现雄激素分泌量偏高，再通过 B 超检查卵巢，"多囊卵巢"的诊断可能就定下了。

对此，中医早就有了论述，金元时期名医朱丹溪所著《丹溪心法》中就写过："若是肥盛妇人，禀受甚厚，恣于酒食之人，经水不调，不能成胎，谓之躯脂满溢，闭塞子宫，宜行湿燥痰，用……导痰汤之类。"

万全在《妇人秘科》中也指出："惟彼肥硕者，脂膏充满，玄室之户不开；挟痰者，痰涎凝滞，血海之波不流。故有过期而经始行，或数月而经一行，及为滞为带，为经闭，为无子之病。"

这种病被认为是痰湿妨碍了血液的正常运行，导致月经不调及不孕症，治疗要在化痰湿的基础上活血调经。所谓"化痰湿"也就是去"油腻"，就是通过药物或者其他方法来减肥，包括现在的西医治疗，医生也会嘱咐病患抓紧减肥，不管是通过药物还是运动，随着体重的减轻，很多人的月经就逐渐恢复了正常。

得了多囊卵巢综合征，该怎么办?

如果确诊就是多囊卵巢综合征，不要一味地拒绝西医的激素治疗，因为正确的激素补充，可以迅速地调整失衡的内分泌，帮助卵泡成熟。毕竟这种病就是激素失调，激素治疗是最直接的。与此同时，可以辅以中药，但中药的效果如何，也要通过血液的激素化验结果来评估，往往是中西医结合治疗，同时监控激素的变化，才能收到比较理想的效果。

五、"油腻女"还有救，避孕药可以帮你

很多人在"分答"上问我，痤疮特别严重，即便已经30岁了，过了青春期，仍旧势头不减，而且皮肤、头发特别油腻，即使每天洗头也还是显得很脏，怎么办？

如果从标治疗、对症治疗，一些外用的药物，比如同仁堂的如意金黄散，可以外用减轻痘痘的红肿，借助的是中医药方清热解毒的祛痘原理。但是，这并不能解决根本问题，痤疮之所以发生，归根结底是因为性激素分泌失调。所以，如果是女性，就比较幸运，因为能调节性激素的避孕药，正好能从根本上解决长痤疮的问题。

为什么避孕药能从根本上解决痤疮的问题呢？

女性的卵巢也是可以分泌雄激素的，雄激素分泌旺盛，直接结果就是皮脂分泌过多，同时毛囊角化过度，这些给微生物提供了生存机会，痤疮就是因此产生或者加重的，直至会出现炎症、胀包、结节和脓肿的情况。为避免这些，就要抑制过多的雄激素分泌，而这也正是女性避孕药的原理。

现在最常用的避孕药，是短效的口服避孕药，它所含的是女性激素，能减少雄激素分泌，而且还可以拮抗雄激素，尤其是含有抗雄激素作用的醋酸环丙孕酮等避孕药，比如"达英-35"，它在避孕的同时，可以减少卵巢产生的雄激素，并且可以主动与皮肤中的雄激素受体结合，等于和雄激素"争抢"地方，由此抑制雄激素对皮肤发挥作用，从而达到治疗痤疮、帮助改善皮肤状况的目的，尤其是针对重症痤疮。这也是目前市场上唯一具有治疗雄激素过多性疾病效果的短效口服避孕药，由于雄激素过多引起的痤疮，它自然是治疗的首选。

我认识的一些妇科医生，自己就用这种药物，除了避孕，还能美容。她们的体会是，一般在服药三个多月后，皮肤会变得清爽、光洁、细腻，痤疮明显少了，以前留下的痘疤也淡了。对此，不学医的人会有顾忌，担心这样做会抑制卵巢功能，甚至影响生育。

◊ 短效口服避孕药真的会影响生育吗？

事实上，现在的短效口服避孕药，已经在剂量及配伍方面进行了多次调整、改进，雌激素剂量大幅下降，并选用第三代孕激素，停药后可马上受孕，对生育和胎儿均无任何不良的影响。

非但如此，已经有研究证明：短效口服避孕药能保护卵巢。与未服药者相比，服药四年者患卵巢癌的风险能降低30%；服药5～11年，风险能减少60%；服药12年以上，风险能降低80%。同时，服药两年者，患子宫内膜癌的风险，要比未服药者低40%；服药四年以上，风险能降低60%，甚至对月经过多、经前期紧张的状况也有治疗作用。

这些作用，是由避孕药的作用机理决定的。女性怀孕之后，卵巢就要通知大脑——已经怀孕了。为了保证怀孕的顺畅，卵巢也就受到上级的指令，就此停止排卵。因此，在怀孕的九个月中，女人是不来月经、不排卵的，这也是为什么孩子多的女性，卵巢癌的发病率会降低，因为她们的卵巢不断地有休息的机会，只要不排卵，卵巢就少了排卵留下的损伤，没有损伤也就没有修复损伤时可能出现的错误，后者是卵巢癌的基础。

　　服用避孕药之后，身体里会模拟出怀孕的效果，卵巢因此接受了不排卵的指令，在这段时间里，卵巢“放假”了，也就减少了排卵对卵巢的损伤，由此减少了卵巢癌发生的可能性。

十二、"油腻男""湿胖女"：试着自制"萝卜糖"

"冬吃萝卜夏吃姜"是中医的讲究，冬天之所以要多吃萝卜，是因为冬天人们的饮食相对厚重、油腻、热量高，胃肠的消化负担比其他季节都重，很容易积滞而生痰化湿，很多问题就是在这个基础上发生的，包括皮肤的痤疮。从这个角度说，萝卜是个能"去污"的好东西，现在的人饮食精良，劳逸不均，萝卜于他们，无论春夏秋冬，价值都不在人参之下。

萝卜的生熟不同，治疗的侧重点相同吗？

萝卜生食，作用在上焦，就是呼吸系统，因为天气干燥导致的呼吸道感染、嗓子疼、干咳、口干、大便干等明显的热症，生吃萝卜，用萝卜和芹菜或者梨一起打汁，稍微加点冰糖调味效果很好，一来嗓子疼会明显缓解，二来其中丰富的纤维素也促进了大便的排出。因为中医讲"肺与大肠相表里"，无论是通过药物还是食物的通便，都有釜底抽薪地清肺热、去上焦火的效果。

萝卜熟吃，重在中焦，针对胃肠负荷过重的时候因为吃多了、吃得太油腻了而导致的气胀、食积、痰多，是通俗意义上的消食祛痰，也就是这里说的去"油腻"。身体好、脾胃强健的人，适合生吃萝卜；如果脾胃虚寒，那么最好是熟食。

　　“流感”发生时，针对病毒基本没有特效药，去医院也是各种对症治疗，直到病毒感染因“自限性”的特点而自愈。若本身就是贪吃的“油腻”体质，不妨在家里做个“萝卜糖”，好吃而且能缓解感冒症状，长期去除“油腻”。

　　蜂蜜萝卜：

　　用普通的象牙白萝卜或者是水萝卜，总之是平时可以生吃的那类萝卜就可以。洗净后切成小块，加入适量的蜂蜜腌制，等萝卜在蜂蜜中浮起后，就可以捞出食用了。每次喉咙疼痛的时候吃上一点，情况会得到一定的缓解。

　　冰糖萝卜：

　　象牙白萝卜洗净，在萝卜的上部三分之一处横切一刀，用小刀把下部中心掏空，注意留一厘米左右的边，在空洞中放入冰糖，然后把萝卜的上部盖好，周边用牙签固定好，放入密封罐，放至冰箱中保存，五六天后拿出来，打开萝卜，里面的冰糖已成浓汁，这种甜甜的萝卜汁有很好的清肺、止咳、利咽的效果。

　　注意！能去油腻的萝卜一定是稍微有些辣味的，绝对不是胡萝卜，因为胡萝卜其实不是萝卜，它没有莱菔子的功效。

十一、"油腻男"宜常喝苏打水

有人在我的公众号"健康新佟学"上留言问：痛风是尿酸多，那是不是喝苏打水就能治痛风？

是的，苏打水确实可以抑制痛风，但这个苏打水你最好自己配，那些市面上卖的苏打水可能帮倒忙！

痛风是怎么产生的？

痛风在过去被称为"宫廷病"，因其首发是见于欧洲的宫廷。当时的欧洲宫廷，生活奢靡，海鲜、肉、奶吃得太多，人们在肥胖的同时，高蛋白使血液中的尿酸异常升高，由此导致痛风。随着中国平民的饮食也欧洲化甚至"宫廷化"了，肥胖继而增加，"痛风"也开始高发。

正常情况下，人的血液中都有一些尿酸，如果超过一定的浓度，尿酸就不能溶解，只能析出了，尿酸的结晶会沉淀在组织中，特别是关节附近，因为那里的组织比较疏松，这个时候就会引起疼痛。

有的人睡了一夜起来，发现大脚趾红肿了，很疼，却怎么也想不起来什么时候扭伤过。如果你还是个胖子，为此去看病的话，那么不要去骨科而应该去内科，这不是扭外伤的问题，最好去查查是不是得了痛风。很多人在确诊痛风之后回想起发病之前的夜宵，吃的是海鲜，喝的是啤酒，就是这些高嘌呤的食物引发了关节的红肿，那是尿酸结石沉积的结果。而尿酸是嘌呤代谢的终端产物，海鲜，特别是硬壳的海鲜，比如生蚝、贝类，含嘌呤是最高的，啤酒也是高嘌呤的，这两个消夜的"绝配"，简直就是专门为诱发痛风而来的。

既然叫尿酸，就要经肾脏排泄，所以"痛风"严重时，也会在肾脏形成尿酸结石，而通过增加排尿和碱化尿液的办法，是可以促使过高的尿酸排出去的，这也是治疗痛风时的办法之一，小苏打就有碱化尿液的作用。

⚪ 治疗痛风的苏打水，应该怎么配？

所以，痛风病人除了吃药，还可以借助苏打水来辅助治疗，只不过这个苏打水不是我们在超市买到的，因为从超市买的苏打水远没有达到能碱化尿液的碱性，甚至很多苏打水不一定是碱性的，比如含有二氧化碳的矿泉水，它们属于碳酸饮料，性质是酸性的，和尿酸的治疗方向正好相反。而医院治疗痛风，常用碳酸氢钠作为碱化尿液的药物，这就是我们家里蒸馒头用的小苏打。

如果想用苏打水治痛风，最好自己配，成分也简单，可以参照医院的治疗剂量，一般是每次一克小苏打冲水，每次可以冲150～200毫升，痛风病人本身就是需要多喝水的，这样每天喝三次，可以帮助治疗痛风的药物发挥作用。

◊ 如何预防痛风的发生？

　　对痛风病人来说，喝苏打水只是无奈之举，要想避免痛风的发生和发作，控制饮食很关键。蔬菜、水果、牛奶等消化吸收后，钾、钠、钙、镁等呈碱性的元素比较多，属于我们常说的"碱性食物"，可以促进尿酸排泄，因此要多吃；而粮食、鱼、肉、蛋在消化、代谢以后，硫、磷、氮、氯等酸性元素产出较多，属于"酸性食物"，不利于尿酸排出，所以应该在痛风病人的忌口之列。

十二　身体有湿，为什么皮肤反而干燥？

　　"湿胖"的人，是身体里多了水，但这个水不往皮肤上去，这些胖子会一边"湿胖"着，一边皮肤干燥着，"湿胖"女人的皮肤，可能还不如那些"干瘦"的男性呢！为什么？因为她们的皮肤干燥和身体的"湿胖"是同一个基础，而男人的"干瘦"和皮肤湿润，也是同一个基础。

　　身体机能，包括皮肤的各种功能和状态，全有赖于水，美容时追求的皮肤细腻有弹性，都要借助皮肤的含水量。但是，皮肤是不可能从外界吸收水的，包括被你寄予厚望的抹在脸上的"营养水""精华水"，皮肤也绝对不可能照单全收。你想想，如果外面的局部补水就能解决皮肤局部的水分问题的话，我们游泳、洗澡出来，还不就泡发了？皮肤这个身体最大的器官，首要的功能是屏蔽异物，而不是吸收异物。

　　所以，外部的补水，无论是喷喷雾还是拍营养水，不管这种营养水有多昂贵、成分多高级，也只是使皮肤处于相对湿润的人为小环境中。就像是你在干燥的气候中，身处一个几平方米的热带雨林里，那些水中的营养，基本上是不可能被皮肤吸收的。因为只有脂溶性的物质才可能透过皮肤，而各种名目的营养水是无法提供脂溶性物质的，因为它是水！

⚪ 面膜到底能否改善干燥呢?

之前某女演员曾经说,她每年要用掉 700 多张面膜,以此解释她能保持美貌的原因。其实细算一下,700 多张面膜,每天不到两张,如果你想靠面膜来使皮肤保持湿润细腻的话,就必须到这个频度,因此,她用的面膜其实并不多。

因为面膜让脸保湿的时间,最多不过 30 分钟,揭下来之后,皮肤很快就和周围的湿度持平了。打个形象的比方,面膜补水,就是在角质层上做文章,角质层是皮肤最外层的、没有生命了的细胞"尸体"的堆积,它们接受风吹日晒,就像晒干了的木耳,敷面膜就是把这些干木耳泡发。泡发的时候,木耳因为含水而涨大滋润,同理,"泡发"的皮肤也会显得湿润饱满。但是,等这些水再次蒸发,木耳又回到原来的干瘪样子,你的皮肤也便被打回原形。除非你一直敷着面膜,自然就有木耳一直用水泡着的效果,而这怎么可能呢?

⚪ 既然外部的进不来,我们皮肤中的水,是从哪儿来的?

皮肤是靠身体从内里蒸发出来的水濡养的,因为我们身体的 70% 都是水。这种蒸发,在医学上称为"无感蒸发",前面我已经多次提到了。所谓无感,就是人即便在不出汗、不感觉到发热的时候,热量也会从皮肤透发出来,水分也就随之被带了出来,在这个蒸发的过程中,皮肤就做了一次从内而外的彻底保湿。所以,"无感蒸发"越旺盛,皮肤就越湿润。

◊ 是什么决定了"无感蒸发"的强弱？

就是我们常说的火力，也就是西医说的身体代谢率。这也是为什么很多男性从来不抹护肤品，甚至脸都不认真洗，但皮肤反而比保养精细的女人要好。就是因为他们的身体壮、火力旺、代谢率高、"无感蒸发"充足，所以皮肤能经常地做做自我保湿。

人之所以"湿胖"，就是因为水没有被很好地蒸发、利用，水停留在了不该停留的地方，症结就在于火力弱、代谢率低。这样低的代谢率，"无感蒸发"自然差，皮肤缺少由内而外的水的濡养自然会干燥，这样的人身体里虽然不缺水，但因为缺少用水的能力，所以他们的皮肤会很干燥。

◊ 怎样才能提高身体的用水能力呢？

解决这个问题的办法，肯定不是简单地多喝水，有两个办法可以提高身体的用水能力。一个是增加运动，运动时水分蒸发增加，皮肤能接受到的水也多了，每天至少运动 40 分钟，在这 40 分钟中，你的皮肤就可以享受一次由内而外的保湿护养，这个护养效果是积极的，比躺在美容床上被动保湿的价值大得多。

另一个就是适当地温补脾气，借此提高身体的代谢率，之前提到的能帮助湿胖人蒸干身体的健脾利湿药，都有给皮肤保湿的作用，因为湿胖和皮肤干虽然问题各异，但都是由于身体不会用水，补了脾，水才能供应到位。

十三、银耳、桃胶、皂角不能润肤，它们不含胶原蛋白

现在很多人在吃桃胶和皂角子，据说是为了养颜。听到这种说法时，我的第一反应是：这些东西能吃吗？

桃胶就是桃树上分泌的胶，小时候只在粘蜻蜓的时候用到它，至于皂角子，皂角是做肥皂的，吃了它的果实不会吐出泡泡吗？吃过的人说，它们炖煮之后有黏腻的质感，因此被告知这就是能抗皱的"植物胶原蛋白"。我只能说，这是继"本花生油绝对不含胆固醇"的荒唐广告之后，又一个忽悠人的把戏。因为任何植物都不可能含胆固醇，任何植物里也根本就没有胶原蛋白！所有的胶原蛋白都只来源于动物。

胶原蛋白是动物的皮、骨中的一种蛋白质，无论是桃胶、皂角子还是银耳金耳，别说胶原蛋白了，它们的蛋白质含量都微乎其微，那种煮熟后黏黏糊糊的东西，不是胶原蛋白，而是多糖，其实就是碳水化合物。

这种东西加在食品中，可以代替明胶，比如酸奶加了它，就会变得更浓稠，卖相变好了，因此，它们最多算是一种增稠剂，但因为来源于植物，所以被称为"植物明胶"。推销者再将"植物"和"胶原蛋白"两个最讨喜的概念捏在一起，用"植物胶原蛋白"代替了"植物明胶"。但是，再讨喜，也只是一种来自植物的食品添加剂，和皮肤中的胶原蛋白没半点关系。

如果一定要说植物性食物对皮肤有作用，那也是因为其中含有维生素 C，因为

在胶原蛋白的合成中，维生素 C 是不可少的，而植物性食物是我们维生素 C 的主要来源，含量最高的是蔬菜。桃胶、皂角和银耳，就算是植物性的，但它们的原料本身的维生素 C 含量就不多，再经过制作过程，维生素 C 的含量更是所剩无几了，它们的美容效果其实是人们根据它们黏腻的质感想象出来的。

十四、你有"双下巴"？可能得了一种"毁容病"

"湿胖"的人还有一个特点，那就是有"双下巴"。

双下巴就是从下巴到颈部之间的皮肤垂了下来造成的。其中有胖的原因，但更多的人不是因为胖，而是不紧致。这个双下巴很松很软，如果是年过 30 的女性，绝对不能指望通过减肥或者局部的提拉来解决问题，而是要去医院查查，是不是已经患上了一种可以"毁容"的病，它让你不仅有双下巴，而且上眼皮也会变得又重又厚。这在医学上称为"甲减面容"，因为她们可能罹患了女性高发的"甲减"，全称是"甲状腺功能减退"。

统计显示，在 40 岁以上的女性中，有 1/10 的人有甲减，除了这部分人，还有一部分处于甲减前期，她们会在未来的几年中，正式步入甲减行列，会有不同程度的双下巴。也就是说，40 岁以上或者年轻一点的女性，每 10 个人中，至少有一个的容貌臃肿是甲减使然。

◊双下巴到底是怎么形成的？

之所以有双下巴，除了皮肤弹性不足以抵抗地心引力，还因为局部的组织里含水量增加了、变重了。为什么好端端的就含多了水？这就是甲减的结果。简单讲，甲减导致身体的代谢率降低，水的蒸发代谢也降低，没能及时蒸发掉的水停在了组织里，这在中医称之为"湿"，在西医就是"黏液性水肿"，这种水肿是甲减特有的。

我们的身体里有一种物质叫粘多糖，它是构成细胞间结缔组织的主要成分，皮肤下面的结缔组织中就有粘多糖。有一种遗传病，叫"粘多糖病"，是粘多糖蓄积造成的一种罕见病，因为粘多糖太多，这种人的面容都发生了变化，他们面容丑陋，形似中国古建筑屋檐下天沟上的怪物。因为粘多糖影响了代谢，这种人不仅长得丑，而且往往在青少年时期就会因为并发疾病而死亡。

甲减的黏液性水肿，问题也出在粘多糖上，但程度没有粘多糖病那么重。粘多糖有很强的吸湿性，能结合其自身体积 1000 倍的水分，甲减时，这些粘多糖异常积聚，也吸收了异常多的水，水和多糖结合在一起，就形成了黏液，好像炖烂了的银耳那样的质地。由此导致了水肿，特别是下垂部位，下巴、下肢都是。

但因为有粘多糖的支撑，所以这种水肿不像肾炎引起的水肿。肾炎的水肿是可以明显地按出凹陷来，黏液性水肿只是看着胖胖，但按不出坑来，这个特点在人的下巴上出现，就形成了双下巴。

同样的，黏液性水肿还可能出现在眼皮上，眼皮像肿了一样变厚，肾炎水肿导致的肿眼皮可以通过消肿而消失，但黏液性水肿变厚的眼皮很难消掉，因为这里的水分被多糖结合了。

要去掉这样的水，只有改变病因，就是增加甲状腺的功能，西医会通过补充甲状腺素治疗甲减。如果是中医，就会用健脾祛湿的办法提高代谢率，包括已经有双下巴但还没确诊为甲减的人，这些甲减的"预备役"，要用温性的健脾药来温化湿气。就像我们想把湿衣服变干，要么日晒、要么烘干，总之都必须加热。从这个角度来说，温性的健脾利湿药，才是根本的皮肤紧致剂，才能帮你去掉双下巴。

十五、吃糖多，皮肤会早早出皱

女人喜欢吃零食，甜食尤其讨喜。这很难改变，因为人对甜味的喜好是基因使然。糖是最能直接补充能量的，人类在进化的过程中，能量是生存必需，与能量同在的糖，就这样被基因接受为能救命，也是舍不掉的味道。

⚬ 摄入过多的糖会有什么后果？

糖的确是生命之必需，但同样是过犹不及的。英国《每日邮报》报道过一项英国著名抗衰老专家的研究，他发现，经常吃甜食不仅会增加腰围，还会导致人体的过早老化和皮肤损伤。

因为体内的糖过多，会导致葡萄糖分子与皮肤胶原蛋白中的蛋白质黏合起来，形成"糖基化终末产物"，而这一物质会让皮肤中的弹性纤维变得僵硬，由此形成皱纹和斑点，在人到了 35 岁之后，这一状况发展尤为迅速。

细胞的老化还牵扯到一个"端粒"的概念，端粒是在染色体末端发现的结构，其作为保护帽，防止染色体恶化或融合在一起，但随着年龄的增长，端粒自然缩短，细胞由此开始老化并产生功能障碍。如果吃糖过多，会加速端粒缩短，使细胞未老先衰。

一项对 5309 名成年人的研究表明，定期饮用含糖饮料，可以缩短端粒长度，引起细胞的过早老化。

◊ 所谓糖，还包括些什么?

需要注意的是，这个糖，不单指有甜味的糖果，还包括粮食，特别是精细加工过的精米白面，如果总是用它们做主食，肯定会加重皱纹并加速皮肤老化的过程，这也许正是现在的人们虽然早就过了青春期，但青春痘还长的原因。

精米白面虽然口感很好，在医学上却有一个坏名字：劣质碳水化合物，因为粮食经过精细加工后，留下的只有高纯度的碳水化合物，吃进去就分解为糖。还有零食中的糖果、苏打饼干、蛋糕、面包、面条之类，它们都被称为"白色食品"，因为它们都经过加工和精制，杂质很少，颜色多是雪白的，都是容易吸收的高糖，是"血糖风暴"的制造者。就算是个没有糖尿病的健康人，如果每日三餐都接受这种"风暴"的"洗礼"，离糖尿病就会更近，同时还有毁容的风险。

中国人是以粮食为主食的，《黄帝内经》在给所有食物排序时，是这样的："五谷为养，五果为助，五畜为益，五菜为充。"粮食排在了第一位，但此五谷不是彼五谷！中国的工业不发达，粮食加工起步很晚，《黄帝内经》时期的五谷，是没有经过精细加工的原五谷，不仅保存了壳皮上含有的微量元素和矿物质，而且还有丰富的纤维素，那才是真正的全谷，才保存了五谷所具有的优势。

随着粮食加工工业的发展，改革开放前，我们吃的粮食是 90∶100 的比例，意思是，每 100 斤小麦或水稻，可以出 90 斤左右的白面或大米，但现在这个比例降低到了 75∶100，也就是说，100 斤全谷，仅仅能精加工出 75 斤粮食，精细程度提高的代价就是微量元素以及纤维素的丧失，我们可以更加便利地吃进更多的糖，在糖尿病高发、肥胖者增加的同时，皮肤也成了问题。

　　想避免这个问题其实很简单，尽量吃全谷。如果是米饭，最好在每餐的米饭中加豆类或者麦片，米饭和麦片等杂粮的比例为 3∶1，或者以 3∶1 的比例蒸有玉米面的馒头，这样不仅可以减缓血糖的升高速度，还减少了皮肤胶原蛋白因为糖化而衰老的可能。

十六、不甜的零食照样让你"毁容"、长胖

都知道吃零食会长胖，所以大家在挑选零食的时候，会特意选择不甜的，觉得不甜的就不会长胖。事实上，能让你长胖的不仅是很甜的糖，还有其中的热量，很多不甜的零食，热量其实不低。

猕猴桃

猕猴桃被很多人认为是健康的，因为它不甜，吃起来酸酸的。事实上，吃一个大约 100 克，也就是二两重的猕猴桃，就吃进去 10 克糖；吃 100 克西瓜，糖却不到猕猴桃的一半。因为猕猴桃的含水量低，质地实在，这样的水果热量都偏高。除了猕猴桃，只要吃一斤糖量就超标的水果还有：苹果、杏、无花果、橙子、荔枝、柿子、桂圆、香蕉、杨梅、石榴。

肉干、肉脯

肉干被认为是高蛋白的代表，但一块肉要变成肉干需要复杂的腌制，在这个过程中放的料、烘烤刷的酱，都少不了糖。一般能让你觉得口感不错的肉干，要含 10% 左右的糖，在你轻松地吃进 100 克肉干的同时，也就吃进了 10 克糖，蛋白质和糖的热量加在一起，肉干完全可以让你长胖。

薯片之类的膨化食物

薯片、虾条、雪饼、仙贝等膨化零食，虽然很多是不甜的，而且非油炸，但能膨化的食物大多富含淀粉，而淀粉吃进肚子里都会变成糖的，吃多了照样长胖。

"零脂肪"乳酸菌饮料

有一些写着"零脂肪"的乳酸菌饮料，虽然没有脂肪，糖却不少，否则你绝对不会买，因为口感太差了。喝这样一瓶 340 毫升、口感不错的乳酸菌饮料，也就同时吃进去了 50 克糖，这已经是《中国居民膳食指南》规定的一个人一天能吃的糖量的上限了。

姑且不说其中的乳酸菌是否是活的，因为只要离开冷链保存，它们就很容易死亡，但这瓶饮料中的糖，你绝对是一点都没浪费地全吃进去了。

速溶咖啡

速溶咖啡大多是三合一咖啡，也就是咖啡＋咖啡伴侣＋糖，这个糖的含量就占了 70% 以上！你喝一杯咖啡，不知不觉也喝进去很多糖，再加上咖啡伴侣的热量，这样的咖啡喝多了，也是可以长胖的。如果你喜欢喝咖啡，建议喝纯咖啡，就算加糖也加在明处，因为一块方糖大约是 4.5 克，到底喝了多少糖，自己心里能有数。

山楂片、话梅、番茄酱

山楂片、话梅、番茄酱都是酸的，但只要是你能接受的酸，一定是加了大量的糖的，因为糖本身有抑制细菌生长、防止变质的作用，也算是食品中的另一种添加剂了。在你享受这些酸味时，并没有少吃糖。

十七　鲜榨果汁、浓缩果汁都不能养颜

　　演员朱雨辰的妈妈，去年的时候在一档节目上亮相，谈及对儿子的照顾，她说每天早上四点，她就要起来给儿子熬梨汤。一边是舐犊情深的慈母，一边是明显发胖的朱雨辰，很多人把罪责归到每天一碗的梨汤上。

　　梨汤可能是因为加多了糖而让人发胖，那鲜榨的水果汁呢？可以肯定地说，一旦水果变成果汁，不管是熬的还是鲜榨的，都比吃水果要令人发胖！因为在畅饮果汁的过程中，你会无意中多吃进水果，而水果本身可能就是发胖的根源，它们所含的热量并不低！

　　100 克苹果有 52 千卡，100 克香蕉有 91 千卡，100 克米饭有 116 千卡，如果是为了减肥，你把米饭换成香蕉，热量减少的其实没多少，换成苹果会好一些，但如果你榨成苹果汁，很可能就超标了。

　　因为一个 200 克重的苹果，最多只能榨半杯果汁，如果每天喝一杯果汁的话，就需要近一斤的苹果，就是 4 两米饭的热量。减肥的人是不可能轻易让自己吃下一碗米饭的，吃一斤苹果也会有明显的饱腹感，但一杯果汁喝下去没什么感觉，肥胖就这样发生了。

　　就是这个原因，《中国居民膳食指南》中对水果和蔬菜的摄取量的规定有明显的区别：每天的水果摄取量不超过 350 克，蔬菜却可以多多益善，300g ~ 500g。一是因为水果的热量远比蔬菜要高，二是如果把水果榨成果汁，再滤掉渣子，纤维素损失了，维生素 C 氧化了，剩下最多的就是糖。

如果一定要喝鲜榨汁，最好是果蔬汁，增加蔬菜的量以降低热量，而且榨汁的残渣也要一起喝掉，这样才能保证纤维素的摄入，而丰富的纤维素可以抑制糖分的吸收，减少发胖的可能。比如梨或者苹果，可以和芹菜配，芹菜的热量很低，既不影响果香，还有通便的效果。

除了鲜榨汁，很多人还会到超市买标注含"浓缩果汁"的饮料，他们觉得浓缩果汁就是水果原汁。事实上，虽然来自水果，但经过加工浓缩的环节，浓缩果汁中只含有糖，而和水果相关的纤维素、维生素已经丧失殆尽。可以说，浓缩果汁已经没有水果什么事了，只不过是以水果的名号加的糖，这样兑出的饮料其实和糖水无异，比鲜榨果汁更让人发胖。遗憾的是，爱护皮肤的女人，也多是喜欢喝果汁的，因为她们觉得果汁最天然、最健康，殊不知，在喝果汁的过程中吃进去的大量的糖，正在悄悄糖化她们的皮肤。

据最新的肥胖发生率统计：北京的肥胖比例全国最高！

与此近似的是：北方城市的肥胖率也高于南方，这其中既有南方天气热、代谢快、消耗大的原因，北方人吃馒头比米饭多，也是肥胖的原因之一。

真的是吃馒头比吃米饭容易发胖吗？

从能量来看，米饭的能量确实低一些。每 100 克馒头的能量是 233 千卡，而每 100 克米饭的热量是 117 千卡，因为米饭含水量比馒头多，同样重量的面粉和米，蒸熟后，米饭更显多，相对来说吃的就少一点，这是米饭的热量低于馒头的原因。

但是，如果从营养价值上看，100 克馒头里有维生素 B_1 0.05 毫克、维生素 E 0.86 毫克，而米饭不含这两种成分。二者的蛋白质含量也不一样，每 100 克馒头的蛋白质含量是 7.8 克，而米饭只有 2.6 克。每 100 克馒头的钙含量是 18 毫克，米饭里只有 7 毫克。馒头中的膳食纤维也比米饭丰富。所以，虽然馒头的热量比米饭高，但馒头的营养价值也大于米饭。

因此，无论是从减肥还是营养均衡的角度来说，最好的办法是米饭和馒头均衡搭配，经常调换着吃才是正确的。更重要的是，不管是馒头还是米饭，最好都要掺点"假"，不要常吃纯粹的精米白面。

可以在蒸米饭的时候加一把麦片，蒸馒头的时候加 1/3 的玉米面或者其他杂粮。一来补充精细加工损失的纤维素、维生素和矿物质，二来，粗纤维多了之后，米饭和馒头体积会增大，无形中就可以少吃。

如果每天坚持，每天都能少吃一点，不失为一种持之以恒的减肥办法。就是由于这个，《中国居民膳食指南》中提出，每人每天的主食中，最好有 1/3 是粗粮。

十九，吃素能减肥，这是谁说的？

为了健康，很多人讲究吃素，他们觉得吃素就不容易血脂高，不容易长胖，事实上，素食并不意味着热量低。以油条为例，它是典型的素食了，却比更解馋的炸鸡还会让你长胖：一根市面上的油条，含油量可以达到 30 克。而按照《中国居民膳食指南》的推荐，国人每天摄入的油脂，应该限定在 30 克以下，你早上吃一根油条，这一天的油基本就全占了。

油条、油饼都属于脂肪含量相对较高的油炸食品，因为面粉比鸡腿更吸油，一般油条的含油率在 10%～37% 不等，100 克的油条热量是 386 千卡，100 克的炸鸡腿热量是 280 千卡。

有人会说，炸油条的油是植物油，植物油总比动物油健康吧？

的确，植物油大多含有不饱和脂肪酸，这是其优于动物油之处，但即便如此，植物油毕竟是油，在人类必需的三大营养物质——蛋白质、淀粉、脂肪——中，脂肪，也就是油的热量是最高的，不管是植物油还是动物油，在热量上相差无几，甚至植物油比动物油的热量还要高。如果做精细换算：100 克黄油的热量是 888 千卡，而100 克花生油的热量是 899 千卡。

　　让人发胖，得糖尿病、高血脂、冠心病的关键，不是某种单一的元素，而是总热量。只要每天吃的热量超标，不管这个热量来自哪里，人都会发胖，就会罹患各种慢性病。所以，包括糖尿病人在内，他们真要注意的不是糖，而是总的热量。在对热量的贡献中，各类脂肪，不管是植物油还是动物油，都是首屈一指的，比鸡腿更吸油的油条，自然更容易让你发胖。

　　吃素的人知道吃坚果的好处，可以补充不饱和脂肪酸和各种微量元素，但坚果的含油量很高。所以，就算吃坚果比吃糖果有利于健康，也要有量的限制，否则，即便你把所有的肉食都忌掉，仅仅靠吃坚果，也仍旧可以吃成一个胖子。

　　营养学家的建议是：每人每天适合吃的坚果的量，就是你一个巴掌能抓住的量，手掌小的人抓得少，就该吃得少，因为你的身体只能消耗这么多的热量，如果你按姚明的手抓量来吃，肯定会吃成胖子。

　　《黄帝内经》中说"肥人血浊"，"血浊"即是痰瘀交阻之意。《灵枢》中说："此肥人也，广肩腋，项肉薄，厚皮而黑色，唇临临然，其血黑以浊，其气涩以迟。"这两部中医经典，已经清晰地描述出了肥胖者的样貌特点：不清爽。这种肥胖更像是"湿胖"。

　　从现代医学的血液流变学的指标来看，这种人的血液，处于"浓、黏、聚、凝"的高黏态，这既是糖尿病、冠心病、脑中风等慢性病高发的原因，同时也是"油腻"的病理基础。要想改变这种"油腻"，不能仅仅靠吃药，生活方式和饮食的改变很重要。为此，特别值得推荐的不是什么"地中海饮食"，也不是新型代餐粉，而是"糖尿病餐"。

"糖尿病餐"是否适合普通人？

　　一说到"糖尿病餐"，人们都觉得是糖尿病人专属的，是人得了糖尿病没办法，只能忍着吃，其实不然。糖尿病人的饮食讲究和正常人一样，只是他们的更精细些、更健康些，如果说我们平时的饮食是"超大版"的话，糖尿病饮食不过是它的同比例缩小，是个"微缩版"的。现在人们的热量摄入普遍偏高，如果每个健康人都能执行糖尿病人的饮食，就可以避免糖尿病以及以糖尿病为基础的其他疾病的发生。因为饮食中含糖低，还可以避免湿邪内阻，去除"湿胖"的成因。

"糖尿病餐"具体的标准是什么？

"糖尿病餐"每天要保证 250～400 克的主食（生），而且要平均到每顿饭上，如果是健康人，可能早上不吃饭，中午饱餐一顿，一天之内吃上两斤羊肉，但只要在一周之内素上几天，找到平衡，一般没有什么后果。但糖尿病人就不可以，因为他们胰岛功能不行了，所以必须按时按量地吃每日三餐。

虽然肉类不直接升高血糖，但会升高血脂、增加体重，脂肪增加会导致胰岛素抵抗，同样会影响糖尿病。所以每天以摄入 50 克肉（生）、30 克鱼（生）、一个鸡蛋、一袋牛奶、200 克水果、500 克或以上的蔬菜为度，食用油控制在 15～30 克，也就是 3 汤勺的量。能达到这个标准的三餐，肯定是很清淡的，这不仅合乎糖尿病人的饮食要求，而且肯定不会加重油腻。如果已经是个肥胖的糖尿病人，按这样的饮食量吃上一个月之后再看看体重，假如体重减少了，说明食量合适，假如体重增加了，还要再减少食量。

长期吃"糖尿病餐"有什么好处？

糖尿病算得上是"万病之源"了，它是心脑血管病甚至癌症的基础，所以对糖尿病的控制就等于控制了大多数慢性病。如果你从 40 岁开始，就能像糖尿病饮食一样要求自己的一日三餐，虽然嘴上委屈了点，但可以保证后半生的健康，还是很值得的。而且这样吃的人，皮肤也会好很多，因为含糖低，避免了皮肤胶原蛋白的糖化；还因为脂肪含量也低，所以不会因为"原料"过多而在合成雄激素时失调，后者是"油腻"的关键。

很多人去韩国回来，都说韩国人的皮肤比中国人好，除了他们的化妆技术高明，还因为韩餐的油少。像"石锅拌饭"这样的韩餐经典，主要是蔬菜和鸡蛋，最多有一两片牛肉，是很少油的，比中餐的美食更接近于"糖尿病餐"。我认识几个嫁到韩国的中国女孩，刚去的时候非常不适应当地饮食的素淡，经常被饿得半夜起来加餐，但她们同时都承认，这种没油的饭菜，确实让她们的皮肤细嫩了很多。

第五章

不补脾的祛湿，一定不可靠

一、祛湿中药不宜单用、长用

　　和"上火"就吃去火药一样，中国人是"疾湿如仇"的，为了祛湿舍得对自己下狠手，各种祛湿偏方不断被试错。之前，我就听到过一个用土茯苓煮水喝来祛湿的例子，这个人因为听说土茯苓祛湿，又觉得可能和健脾的茯苓沾点边，而自己的湿疹总不好，于是就用土茯苓熬水自治。

　　首先，他自我诊断的湿疹，是不是真是湿疹都不好说，毕竟他不是医生。其次，就算是湿疹，原因也各不相同，很多湿疹的起因是过敏，之所以难愈，是因为引起过敏的病因始终没去除。

　　我见过一个金属过敏的人，总是在膝盖的部位有湿疹，多年来以各种药物治疗都不愈，后来才发现，他是金属过敏，而开车时膝盖会蹭到车钥匙。之后他在膝盖上垫了毛巾，再开车时钥匙碰不到那里，湿疹就没再起，像这种情况，最好的办法是离开过敏原，否则再好的药物也可能无济于事。

湿疹难愈合的另一个原因是它很痒，人们总喜欢抓挠，每次抓挠，刚建立的皮肤屏障就会被打破，刚要开始的愈合就结束了。因此，要想治愈它，就尽量不要抓挠，实在痒得难忍，通过拍打来止痒会比抓挠的损伤要小。

也就是说，对湿疹的治疗并非只有祛湿这一个办法，而用偏方祛湿，就更要慎重。尤其是土茯苓，和能健脾的茯苓没任何关系，它虽然是祛湿的，但是性质苦寒，最安全的用法是煎汤外洗局部，如果喝，也要配合健脾的药物维护着，不能长期服用，否则会伤肝。

明代名医张景岳，人称"张熟地"，因为他特别善于用熟地治病，他曾经用熟地救活了一众在灾年中误将土茯苓误会为茯苓的人。这些人因为大量食用土茯苓而腹胀水肿，几乎性命不保。现在推测，应该就是土茯苓导致了肝损伤，所以才必须用上熟地这类"重量级"的补阴药，弥补身体的亏空。

"苦寒"的祛湿药为什么需要慎重使用？

祛湿药多是苦寒的，因为中医讲"苦能燥湿"。但是，味道特别苦的药，比如龙胆草、苦参，虽然可以燥湿祛湿，却很少单用，因为苦味的药是会折伤脾气的，这一点要从苦味的形成上说起。

人类的味觉，是在不断接触食物的过程中逐渐进化而成的。最初，人们吃到了有毒的东西，为此生病甚至危及生命，之后身体对这种有毒的东西就有了很坏的记忆，再吃到的时候就会拒绝，非此不能保护自己。这种被身体拒绝的味道就是苦味，人类通过拒绝苦味来避免毒素，由此实现自我保护。

相对而言，能让我们乐于入口的，大多对身体有利，比如糖，因为糖就是能量的来源，对最初的人类来说，能量是生存的必需，甜味就是味觉给予这种生命能源最大程度的欢迎。

中药虽然大部分都是苦味的，其中却有回甜，就像我们喝茶，最开始苦，越喝舌尖越能尝到甜味，很多补药就是这样，比如人参、黄芪，在味道上就是可以让身体愉快的，这和它们在药性上对身体的助益是一致的。

如果是单纯的苦，苦得毫无回甜，大多是单纯的驱邪药，对身体毫无补益，就算能治病，也要"中病即止"，见好就收，否则难免对身体产生"剐蹭"。这在西医里就是药物的副作用，在中医就是所谓的"折伤阳气"，苦寒的土茯苓就是这样伤人的。

中药分上、中、下三品，其中"上品养命"，意思是，上品药是可保健和养护身体的，它们无毒，多服、久服不伤人，属于人畜无害的。比如那些进入"药食同源"目录的茯苓、山药、枸杞等等，都在上品之列。

但是，"上品"中是没有苦寒的祛湿药的，这就提示，用祛湿药要有补益药物做底，最好不单独用，也不能长期吃。这一点和中医祛湿一定要以健脾为基础，是同一个道理。

细菌感染时，就要用抗生素来消炎，而且按照治疗规范，抗生素要吃足够量、吃足够时间，否则残存的细菌会卷土重来，炎症会复发或加重。

但是，有两件事无法解释：一件是 20 世纪 60 年代，因为卫生条件不好，很多孩子得了中毒性痢疾，这种病的死亡率很高，唯一的办法就是用全量的抗生素来消灭细菌。但是，当时上海第六医院的一位儿科教授，只用了 1/6 的剂量，就使中毒性痢疾的死亡率降低了 20%。抗生素用少了，治愈率为什么提高了？

教授的解释是：全量的抗生素会杀死大量细菌，这没错，但是，细菌死后，会崩解出一种叫作"类毒素"的东西，后者会引起身体的巨大反应，比如高烧、休克以及全身弥漫性出血，这些是患者死亡的主因。用 1/6 的剂量，是为了不至于引起伤身的"轩然大波"，但显然，不足量的药物是无法彻底消杀细菌的，那么，那些没被杀死的细菌到哪儿去了？是什么把没死的细菌处理掉的？

另一件事情同样奇怪。

1904 年，德国有位科学家针对当时的"锥虫病"，发明了一种叫作"锥虫红"的药物，这位科学家还获得了 1908 年的诺贝尔生理学或医学奖。

他发现了一个有趣的现象：如果在试管里做实验，"锥虫红"杀灭锥虫时，必须用到全量。但如果在得了"锥虫病"的动物身上，只需要 1/6 剂量，就可以治愈。还是同样的问题，那些没被药物杀死的锥虫，为什么不再伤及身体了？

答案很简单：因为身体有自愈能力。只要后者足够强大，药物就可以少用甚至不用。

类似的情形，我在我的公众号"健康新佟学"中多次提过：一个中医药大学毕业的医生，在西医的五官科供职，每天会接收很多扁桃体感染的病人，很多人几乎每个月都要发炎甚至化脓一次，抗生素的剂量越来越大的，效果反而越来越差。这些病人除了嗓子疼，还有明显的怕冷、疲劳症状，是典型的中医脾气虚。

但她所在的西医门诊没有中药可用，她就用了自己唯一能找到的"补药"：能量合剂，主要成分是三磷酸腺苷，就是ATP，是细胞的直接能量来源。结果，用了能量合剂的病人，抗生素的使用剂量减少，治疗时间缩短，效果反倒好了起来。

这三个例子提示了同一个问题：治病，归根结底靠的是人体自身的潜力，补充能量合剂就类似于吃中医的补气药，增强自身免疫系统的杀敌能力。这就像西医学鼻祖希波克拉底说的：最好的药物是身体的潜能。用中医的概念说，就是"正气存内，邪不可干"。

通过补足身体的正气，而不是单靠抗生素来对付那些没被杀死的细菌，这个道理放在祛湿上同样成立。要通过健脾来提升身体的运化能力，靠身体自身的运化能力清理"垃圾"，而不是临时请个不专业的"装运工"，来个"野蛮操作"。后者就是单纯地用祛湿药祛湿，不仅效果不好，而且很难避免"剐蹭"伤身。

三、刮痧、拔罐出的血印、水疱，不是湿

热衷祛湿的人，经常会去刮痧、拔罐，他们会把身体的不爽，统一归结为身体有"湿"了，刮痧、拔罐时，非要出了血印和水疱，他们才觉得祛湿成功。如果刮不出痧，出不了水，就会觉得刮得力气不够大，拔罐没能把毒排出去。

这种认知是正确的吗？痧印和拔罐出的水疱究竟是什么？

事实上，能不能如你所愿地排毒、祛湿，和刮痧时用的力气没直接关系。痧印其实是身体内充足的气血托出来的，而不是生刮出来的。这个人如果内热很重，有毒需要排出来，但气血不足，无力托毒外出，那么就是把皮肤刮破了，可能也不会出痧。

至于拔罐出的水疱，也不就是身体的湿气，而是和留罐时间的长短、罐子温度高低有关。留罐时间长、罐子温度高，出水疱的机会就多。同一个人拔罐，有的部位没问题，有的部位就容易起疱，总的规律是背部、两肋、臀部容易起疱，因为这几个地方的皮肤娇嫩，拔罐超出了承受能力时就容易起疱。说到底，水疱是皮肤损伤的表现，而非湿气外出。你想想，全身的湿气怎么可能凭那几个水疱就消掉了呢？

刮痧和拔罐究竟适合什么样的人群?

中医的针灸、按摩、刮痧、拔罐、贴敷、灸疗，这些疗法，适宜治疗的疾病性质迥异，适合虚弱之人的是艾灸和贴敷，而刮痧和拔罐更适合体质壮实的人使用。中医讲"久病无实""久病必虚"，慢性病一般会导致气血不足，需要用补的办法，穴位贴敷或者是艾灸使用的药物都是温热的，再选择有补益作用的穴位，治疗效果和吃补药类似。而属于气血瘀滞不通的急性病非常常见，又因为患病时间短，还没来得及耗伤气血，这个时候可以通过拔罐、刮痧等办法，通过激化矛盾而驱邪外出。

不出痧的人，有两种情况，一种是气血很虚，无力托出毒素，另一种则是毒并没多大，气血有力也无毒可托。换句话说，刮痧适合的是正邪交争激烈的病状，一方面要身体不太弱，另一方面邪气不能太轻。所以年轻、体质好的人，感冒发烧的时候刮痧的效果最好，痧也出得最多，就是因为他们虽然感冒很重，但身体底子很好，正气和邪气可以打得起来。如果是个老年体弱者，就算是再重的感冒，也刮不出痧，更不适合刮痧，因为他们的正气已经无力托痧外出了。

这种虚弱的人，如果去拔罐，很可能也吸不住那个火罐，道理是一样的。因为气血虚，拔罐的时候罐留不住，就更不可能指望拔用罐来驱邪祛湿了。

如果此时遇到一个正规的中医，他肯定要让你回去吃药，或者通过艾灸先把气血补足了再来刮痧或者拔罐。因为想要托毒外出，必须有充实的气血做内应，这也从另一个角度证实了同一个道理：没有健脾为基础的祛湿，因为缺少正气的托举，是很难去掉湿气的。

四、有湿就不能吃补药？看看"国医大师"怎么做的

　　身体里有湿气、有毒火的时候，是不能吃补药的，这已经成了人们的常识，但其中的误会大了！因为湿气和毒火之所以停留在体内，一个重要的原因是：你的正气不给力，没有本事把这些外邪祛除出去。在你硬挺着不吃任何补药的时候，邪气可能进一步入里，直至形成正邪平衡的停滞态势。很多人感冒、感染拖延时间很长，痘痘总是爆不出来，其实都是因为身体欠补。这一点，可以看看"国医大师"是怎么做的。

　　陆广莘教授是"国医大师"，我毕业分配在中国中医科学院时，他是我的领导兼导师。陆老是学西医出身，但比很多中医医生能更深刻地理解中医，他给自己治感冒的药物，一生只有两种，都是中成药：一个是补中益气丸，一个是防风通圣丸。前者是补正气的，后者是驱邪气的。他用这两种药配合着，几乎对付了一生中遇到的所有感冒。

　　中医讲"正气存内，邪不可干"，这是中医治病养生的通则，具体用在祛湿排毒上，就是要在扶助正气的前提下驱邪。一来，正气不足，湿气毒火就会乘虚而入，一旦湿毒入侵，没有强大的正气是无法祛邪外出的。二来，祛湿排毒的药物大多是苦寒的，会伤及阳气，所谓阳气，就是身体的功能，单纯长期用苦寒药祛湿，只会进一步损伤身体祛湿的本能。

　　很多人总是感冒或者患各种感染，呼吸道感染、泌尿系感染都可能，而且一次

发作会拖延很长时间；还有的人长痘痘，过了青春期还在长，而且变成了持续不消的暗疮。这些病症之所以能迁延日久，就是因为身体的正气弱了，不能祛邪外出，本该速战速决的"歼灭战"，变成了旷日持久的"拉锯战"。在拉锯的过程中，正气和邪气达到了低水平的平衡，病情虽然不再加重，但始终好不了，这个时候就必须打破这个平衡。

◇ 那么，如何才能有效打破这个平衡呢？

我遇到过一个病人，眼睛上长了个脓肿，他为此吃了、抹了各种清热解毒的药，饮食也一直清淡，但始终不好。这个人脾气很急，忍受不了这个，当时正好是荔枝上市的时节，他一气之下买了一斤多荔枝一口气吃完，之后还吃了顿涮羊肉。第二天，眼睛的红肿就加重了，而且有了脓点，他又去了医院，医生做了局部清洗后让他回家，没几天，纠缠了很久的脓肿竟然彻底消散了。

必须承认，他一气之下的野蛮治疗有一定道理，用他自己的解释是：要通过热性食物把脓排出来。荔枝和羊肉都是热性的，吃了它们马上打破了之前身体和邪气之间的低水平平衡，平静很久的矛盾被激化了，而问题大多是在激化后解决的。

虽然这种"恶治"的办法不值得提倡，它提示的道理却可以通过药物来实现，这就是用补药扶助正气，驱邪外出，"国医大师"的两种感冒药就是这个原理。

如果感冒迁延日久不愈，又没有舌质颜色红、大便干等内热明显的问题，适度的补气药是可以用的，它们可以缩短治疗时间，加速痊愈，西医在临床上也是这样做的。对于感染严重的病人，除了给抗生素，医生还会给维生素 C 甚至能量合剂，能量合剂是细胞的能量补充剂，直接给身体增加能量、提高功能，帮助身体抗炎，类似于中医的补气药黄芪及补中益气丸的意义。

五、两种炖肉的作料，就把他的胃治好了

之前，我在江苏卫视录一档健康节目，正好有位编导从国外学习回来，因为好久没吃到中餐的美味，几天中频繁地大快朵颐，加上又喝了冰啤酒，结果胃里觉得饱胀难耐，连续几天没有丝毫食欲，连工作都无法继续了。

当时，录像棚边上没有药店，工作又不能停，正好有为录制药膳节目而准备的各种食材作料，我就在里面挑了两种让他泡水喝，40 分钟的节目录制完，他兴冲冲地跑来告诉我，饱胀全消，"现在可以再吃进一头牛！"

是什么东西这么神奇，能如此迅速地消除饱胀的症状？

这两种能迅速消胀的食材就是陈皮和丁香，它们原本是炖肉时加来调味的，有如此神效是因为它们同样也是中药，而且可以温中化湿。这位编导之前的胃中饱胀，正是因为过食寒凉而导致的脾胃湿阻，这两种药把湿化开了，肠胃蠕动恢复正常，他的胃胀也就消失了。

陈皮，众多周知，就是橘子皮晾干所得；丁香，可以在炖肉的肉料中找到，像一枚钉子，味道很辛香。这两种药都是性质偏温的，而且入脾胃经，陈皮化湿开胃，丁香温中降逆，在治疗消化不良引起的腹胀、腹泻、呕吐，甚至口臭的中药方子中常会用到，因为丁香的温性很大，我让他泡水时只用了两枚，陈皮估计用了10克左右。

做菜的作料，也可以健脾燥湿！

厨房中的做菜作料很多都是中药，特别是炖肉的香料：干姜、茴香、胡椒、八角、桂皮、豆蔻、草果、白芷、陈皮，这些香料的性质都是温的，其中草果和豆蔻在温的同时还有祛湿、化湿的作用，治疗夏天的暑湿感冒，或者像这位编导这样的吃坏肚子，这两种药会经常用。

夏天湿气偏重，人又容易贪凉，湿气最容易影响脾胃运化，具体的表现像这位编导的胃胀，有人会感觉整个胃好像僵了、瘫痪了一样，不仅没有饥饿感，之前吃的食物也一直停留在胃里。这个时候如果用西药，就要借助胃动力药了。而这些可以化湿的药物或者说作料，就是中医的"胃动力药"。借助其温热之性，把停滞在胃肠中的湿气蒸化了，因为湿而出现的症状也就消失了。

中国人炖肉，之所以要用这样的炖肉料，其实也是借助它们的化湿作用。因为脂肪和蛋白质在胃中的排空时间都比粮食要长，因此身体为消化肉类付出的成本远比消化粮食要多得多。所以，过食肉类最容易导致消化不良，人体就此生湿。而这些入脾胃经的、温性的作料，可以分担消化的负担，给参与消化的组织细胞增加能量，这就是中医的健脾之意。所以真正正确的、符合健康规律的肉食的做法，不是简单地放姜、葱去膻就够了，还要用上这些既有香味又能健脾燥湿的作料。

六、能从大便祛湿的中成药

祛湿就要给湿邪以出路，湿邪的出路分两条，一条是大便，一条是小便，所用的药物不同，针对的湿的症状也不同。

以"香砂"开头的一系列中成药，方子里都含有木香和砂仁，是能使湿气从胃肠排出的。不同的"香砂"类中成药，祛湿上略有区别：

香砂养胃丸

成分：木香、砂仁、白术、陈皮、茯苓、半夏（制）、香附（醋炙）、枳实、豆蔻、厚朴（姜炙）、广藿香、甘草、生姜、大枣。

功效：温中养胃。

主治：用于不思饮食、胃脘满闷或泛吐酸水，隐隐作痛，也是慢性浅表性胃炎及萎缩性胃炎、功能性消化不良的常用药。

香砂平胃丸

成分：苍术、陈皮、甘草、厚朴（姜炙）、木香、砂仁。

功效：燥湿醒脾。

主治：用于胃脘胀痛，或者虽然胃部不适不明显，但舌苔很腻、食欲不好时。

香砂和胃丸

成分：木香、砂仁、陈皮、厚朴（姜炙）、香附（醋炙）、枳壳（麸炒）、广藿香、山楂、六神曲（麸炒）、麦芽（炒）、莱菔子（炒）、苍术、白术（麸炒）、茯苓、半夏曲（麸炒）、甘草、党参。

功效：健脾和胃。

主治：用于脾虚体质的人，因为饮食不节导致的消化不良、食欲不振、脘腹胀痛、吞酸嘈杂。健脾的力量比香砂养胃丸要强，所以更适合消化不良同时全身乏力明显的患者。

香砂枳术丸

成分：木香、枳实（麸炒）、砂仁、白术（麸炒）。

功效：健脾导滞。

主治：用于脾虚气滞、脘腹痞闷、食欲不振、大便溏软。这个药特别适合痞满严重的患者，就是觉得胃呆住了，食物停在里面不运动了，它有很好的助推胃肠运动的效果。

香砂胃苓丸

成分：木香、砂仁、苍术（麸炒）、厚朴（姜炙）、白术（麸炒）、陈皮、茯苓、泽泻、猪苓、肉桂、甘草。

功效：健脾利水。

主治：用于胃肠型感冒，或者饮食失调导致的呕吐、泄泻，包括各种眩晕连带的上吐下泻，利水的力量比祛湿的力量强。

香砂六君丸

成分：木香、砂仁、党参、白术（炒）、茯苓、炙甘草、陈皮、半夏（制）、生姜、大枣。

功效：健脾益气。

主治：用于脾虚气滞、消化不良、嗳气食少、脘腹胀满、大便溏泻，是脾虚之人的长期保健药，特别是已经被西医诊断为萎缩性胃炎者，这个药不仅能改善病状，还有预防细胞癌变的作用。

这些香砂系列的药物，因为都是温燥的，所以不适合在脾胃阴虚的时候服用，后者的典型表现是口干、舌红少津、大便干，这些是香砂类药物的禁忌病状。

藿香正气丸

成分：广藿香、茯苓、大腹皮、紫苏叶、白芷、陈皮、桔梗、白术（炒）、厚朴（姜炙）、半夏（制）、甘草等。

功效：清化寒湿。

主治：藿香正气丸被大家认定是祛暑药，只能夏天吃，其实，这是对这个好药最大的误解。从中医的角度上讲，无论春夏秋冬，只要舌苔很腻，都可以吃藿香正气丸，它是清洁舌苔最好的药物。只不过是在用它的同时，最好能常配上其他药物，比如参苓白术丸、补中益气丸等。随着舌头上的腻苔消除，你的湿气也会减轻很多。

从小便祛湿的中成药

"香砂"系列的中成药主要作用在大肠，胃肠道的湿气得以从大便排出去，随着湿邪从大便排出，舌苔腻、大便黏马桶的问题也减轻了。

除了大便，小便也是祛湿很好的通路，而且在湿气重的时候，泌尿生殖系统也会有不适的症状，治疗这些症状，也就是把湿气从下焦排出。对此，常用的中成药有几种：

导赤散

成分：木通、生地黄、生甘草梢、竹叶。

功效：清心去火。

主治：用于心胸烦热、口渴面赤、意欲冷饮，以及口舌生疮、小便赤涩刺痛、舌红，特别是舌尖红。

这个药最常用在因为心火盛引起的泌尿系感染，这种病症往往在夏天高发，因为夏天是心所主的季节。中医讲心火会下移小肠，这个"小肠"主要指的是膀胱。从中医角度来说，夏天着急上火导致的尿急、尿痛甚至尿血，都需要清心火，这个药就是为此设置的。

因为心火引起的口疮、小儿夜啼等，也都可以用到它。因为湿气郁久会化热，所以利湿的时候也多会配合这个药同用，更能加快湿气从小便排出。

八正散

成分：车前子、瞿麦、萹蓄、滑石、山栀子仁、甘草（炙）、木通、大黄。

功效：清热利湿。

主治：用于尿频、尿急、尿痛，尿色浑赤，小腹急满，口燥咽干，舌苔黄腻。

这个药也是针对膀胱炎、尿道炎等泌尿系感染，以及急性前列腺炎、泌尿系结石、肾盂肾炎的。

和导赤散不同的是，这种药适合舌苔黄而腻的人，舌苔腻也就意味着人的湿重。简单讲，同样是利小便，导赤散重在去火，八正散重在祛湿。

二妙散

成分：黄柏（炒）、苍术（米泔浸炒）。

功效：清热燥湿。

主治：用于湿热引起的关节红肿疼痛、皮肤湿疹瘙痒，像风湿性关节炎、湿疹等，只要伴随舌苔黄腻的都适合。

黄柏、苍术配合，既清热又祛湿，治疗时是湿热并重的。舌苔黄是热，舌苔腻是湿。

三妙丸

成分：黄柏（炒）、苍术（炒）、牛膝。

功效：清热燥湿。

主治：三妙丸是在二妙丸的基础上加了牛膝，牛膝是引药下行的，所以三妙丸更针对的是下半身的湿热病状。比如膝关节的疼痛、红肿，腿部以及会阴部的皮肤湿疹瘙痒，小便不利以及女性的白带发黄、有异味这类泌尿生殖系统的炎症。

金钱草颗粒

成分：金钱草。

功效：清热利湿。

主治：通过清热利尿的办法清热利湿，泌尿生殖系统的炎症，胆结石、泌尿系结石等，都可以借此通过利小便，在缓解症状的同时清除湿热。

八、能帮你轻松瘦身的中成药

前面我说过，有种原本用来抗衰老的中成药，在临床实验时发现，它的服用者除了怕冷等衰老的现象大减，体重也减轻了，身形也紧致了。后两个看似"买一送一"的意外收获，其实并不奇怪，它们都是以衰老为基础的。人是因为老了、代谢率低了，才会怕冷，才会发胖。所以，能改善身体怕冷表现的药物都有减肥效果。明白了这一点，很多中药都可以"活用"成你的减肥药。

参苓白术丸

这个药是我多次提到的，它是一种性质平和、能去掉"注水肉"的药物，也是湿胖人的首选日常药。其中的人参、白术都是温性的，可以提高代谢率，茯苓是利水渗湿的，这样双管齐下，正好命中"湿胖"的关键。只要没有大便干的问题，"湿胖"明显的人，可以日常服用一次，细水长流地改善体质，不夸张地说，它是女人最根本的"皮肤紧致剂"。

附子理中丸

附子理中丸比参苓白术丸的性质要热，而且，这个热是有针对性的，针对的是胃肠，典型的适应症是遇冷即泻。

适合用附子理中丸的人，很多是"外强中干"，他们可能很胖，甚至看着很壮实，但是肚子绝对不能受凉。吃冷了、受凉了，马上就要肚子疼，要泻肚。即使在平常，大便也是常年不成形的，而且从来不敢吃冷饮和喝冰水。

这些症状看似矛盾，其实并不矛盾，他们的本质都是虚寒：遇冷则泻是虚寒，肥胖、肚子大也是虚寒。就是因为内里太寒了，为了保证内脏器官的功能，身体只能增厚腹部的脂肪，以此来消极地保温。

附子理中丸针对的就是其中的虚寒，这种别人吃了会便秘、会长口疮的热药，可能刚刚能让他们的大便成形。而且随着大便性状的改善，全身的"湿胖"也会减轻，因为性质很热的药物帮助他们"蒸干"了多余的水分。

这个药比参苓白术丸要热得多，一般不能长期服用，即便是遇冷就泻肚的人，也是用它打第一枪，等到大便成形，就可以换成参苓白术丸来维护了，后者性质平和，不容易上火。

很多女性，除了有遇冷就泻肚的问题，还有所谓的"宫寒"，来月经的时候肚子冷痛，平时下肢也是冰凉的，甚至因此而痛经严重。这个时候，她们需要的是附子理中丸的"妇科版"，这就是艾附暖宫丸。

艾附暖宫丸

这个附不是附子，而是香附。香附号称"血中气药"，中医在补血、养血、活血时，经常要配上它，才能便于血脉条畅。女性离不开血，所以香附也是妇科常用的药。香附是温性的，虽然没有附子那么热，但香附和艾叶配合，热性还是提高了。而且这个方子中的其他药物，也都是温补气血的，比如肉桂、黄芪、续断，是名副其实的暖宫"阵容"。

艾附暖宫丸可以改善虚寒体质，但这个改善需要围绕月经周期，所以最适合在月经来之前一周到十天左右开始服用，一直服用到月经来后两天再停。如果除了"宫寒"的问题，平时还有肚子遇冷就痛、就泻的情形，那么在月经期之外，可以用附子理中丸或者参苓白术丸作为日常调养。

金匮肾气丸

金匮肾气丸是中医补肾、抗衰老的基础方，它的典型适应症也是怕冷，但这个冷不是附子理中丸针对的肚子、胃肠，而是全身，如果定位再准确一些的话，是下肢。腰腿怕冷，这是肾虚的标志性表现。

这种怕冷是一年四季的，有的人甚至到夏天都要穿秋裤，一种是老迈年高，一种是重病愈后，都是因为代谢率低了。因为代谢率低所以也会发胖，这种胖更是典型的虚胖、"湿胖"，他们是一边胖着，一边冷着。

这个药也是性质很热的，服用时要注意观察，如果出现了大便干、长口疮、嗓子疼的症状，就要停药或者减量。

但肾阳虚的改善也是需要时间的，为了避免上火影响继续治疗，可以先从六味地黄丸开始吃，虽然六味地黄丸是补阴的，但补阴是补阳的基础，补阴和补阳并不矛盾。金匮肾气丸也是在六味地黄丸的基础上，加了两味补肾阳的热药，所以，六味地黄丸可以看作是金匮肾气丸的"初级版"。

先从六味地黄丸开始吃，不仅可以给身体一个适应的过程，而且充足地补阴了，之后补阳的效果会更好。六味地黄丸吃了不上火，适应了，再改成金匮肾气丸，或者二者间隔替换着吃，这样更便于将补肾、提高代谢率的治疗进行下去。

九、这几招，能帮你把湿胖"烧干"

身体上的脂肪是"湿胖"的基础，要想减肥，除了少吃，还要增加脂肪的燃烧，也就是增加身体的代谢率。但遗憾的是，人体的代谢率在 25 岁之后就开始降低，40 岁后每十年降低 5%。而身体"湿胖"的人，就是因为他们的代谢率比其他人更低。如果能做到下面几点，可以最大限度地帮你把湿胖"烧干"。

温度

环境温度在 20～30℃时，代谢平稳，大于 30℃时，代谢增加，所以南方人会比北方人瘦。从这个角度上说，有规律地进行桑拿，也是减肥的好办法。

粗制食物

多吃粗制的食物可以增加代谢率，比如粗粮，因为粗粮含纤维素多，饱腹感很强，而且粗粮是难以消化的，胃肠道消化粗粮比消化细粮耗能要多，且血糖升高得慢，这些都制约了热量向脂肪转化。

蛋白质

食物中一定要保证有蛋白质，这样可以增加代谢率。因为胃肠道对蛋白质的消化，比对碳水化合物和脂肪都要困难。蛋白质产生的能量中，有 1/3 是用来消化蛋白质自己的。简单讲，如果你吃进去了 500 克肉，最终却只会留下 300 克肉的热量。所以，含有瘦肉、鸡蛋、豆制品的饮食，比纯素的食物更不容易长胖。但蛋白质的摄入量不要过多，否则会累坏肾脏。一般情况下，食物能量来源的 10%～35% 来自蛋白质就足够了。

辣椒

食物中除了要保证含一定量的蛋白质，最好还要有辣椒，因为辣椒素可以刺激身体分泌肾上腺素，由此提高代谢率，而且辛辣的食物容易让人产生饱腹感，某种程度上也抑制了食欲。

多餐

研究显示：在总体食量固定的前提下，每天分 5～6 次吃完，和一日三餐相比，代谢率为 24 : 7。只要每餐间隔不超过 4 小时，就可以让身体的代谢率维持在一个恒定的消耗状态。而且，这样的吃法还避免了因过度饥饿导致的报复性过食。

但是要注意，食物的总量一定不能因为多餐而增加，多餐的意思是：总量严控，结构调整。

高强度的间歇运动

能量的消耗离不开运动，如何运动才能更好地提高代谢率呢？这就是要高强度、间歇性地运动，具体说就是：高强度和低强度的运动配合。这样做比你连续慢跑1小时更有效，因为长跑等有氧运动都是匀速进行的，时间长了，身体就适应了这种方式，和节食减肥后会遇到平台期、不再有效的原理是一样的，身体因为适应而不再过多消耗能量。所以，最好的办法是每5分钟的慢跑之间穿插30秒的全速跑，让身体产生应急性消耗，就此提高代谢率。

肌肉训练

除了走路和跑步，力量训练也是提高代谢率的好办法。力量训练练的是肌肉，一个经常进行肌肉运动的人，他的代谢率会比不运动的人高出6.8%～7.8%。因为能量的消耗是在线粒体里完成的，线粒体主要存在于肌肉里，肌肉越多，线粒体的数量越多，功能也越好。这种有肌肉的人，就算他躺着什么都不做，脂肪的消耗也比没有肌肉的人要多。所以越是有肌肉的人，越不容易发胖。

湿　胖

第六章

你不是肥胖，你是没型

杨贵妃是胖美人，胖都能宠冠六宫，肯定不会胖得臃肿，除了脂肪适中，肯定凹凸有致，线条玲珑，所谓"肥臀丰乳"是必须的。按照现在的审美标准，杨贵妃的"三围"一定非常合理。

现代研究显示：看上去最美也最符合健康标准的女性"腰臀比"，应该是0.6～0.7，也就是说，腰围要比臀围小1/3。这个比例的维持，除了骨盆足够宽大，还要腰部足够纤细。前者达不到和营养不良有关，后者达不到和营养过度有关。

雌激素是从青春期开始分泌的，此时的骨盆在慢慢扩大，这个时候，也多是女孩子发胖的"第一期"，是她们的第一次减肥。问题因此出现：如果为了减肥，或者其他原因导致了这个时段的营养不良，就会影响雌激素的分泌，缺乏雌激素的充足刺激，就要影响骨盆的重塑，这样的女孩子，可能一直都和男孩子一样，没有明显的胯部，是上下一样的"面条身材"。虽然她们没了因为臀部宽大而穿不了牛仔裤的困扰，但等待她们的可能是妇科疾病，比如痛经甚至不孕。因为盆腔窄小容易导致盆腔器官的血液供应不足，甚至引起盆腔瘀血，后者是很多妇科疾病的基础，这是很多妇科医生在临床观察中发现的。所以，青春期的减肥一定要谨慎，过度减肥势必影响发育。

那过了青春期之后呢？

过了青春期，腰围的变粗又成了影响腰臀比的主要原因。中国人的脂肪容易存留在腹部，这是腰围变粗的关键原因之一。但是，并不是去掉脂肪后腰就可以变细的，很多人减肥成功，也不过是从过去的"粗水桶"变成了"细水桶"，身体的"直径"小了，但仍旧没有凹凸起伏的"三围"。

医学上判断一个人是不是衰老了，特别是女性，就是要看她的"三围"是不是越来越接近，如果像俗话说的，肚子比胸高，那就是衰老无疑了。此时，作为女性性征的乳房不再丰满，而肌肉无力是导致这些情况的重要原因，因为能给身体塑形、显露"三围"的，不是脂肪，而是肌肉。

所以，要想保持年轻的体态，减肥只是第一步。好像一块埋在土里的玉，减脂是把外边的土去掉，但要想变成精美的工艺品，还要在玉石上雕刻，这就要看肌肉的能力了。而这恰恰是人们在减肥时常常忽视的，特别是靠饥饿来瘦身的人。就像我在前面写到的闫妮，虽然瘦了，但没有精神，身材不挺拔，因为他们只是减了肥，但缺少增肌、纤肌这些对身材再造和雕琢的环节。

那么，如何才能真正获得完美的腰臀比？

首先肯定要做肌肉锻炼，特别是腹肌，但如果你难以坚持，有个办法很简单，就是至少要在平时，随时吸着气。

我们穿紧身衣服的时候会深吸气，这样腹部肌肉紧张、腰变细，才能穿进紧身的衣服里。吸气时，腹部肌肉是紧张的，只要肌肉是紧张的，就是在锻炼腹肌，这种瘦身远比靠腹带、紧身衣之类的客观约束要积极，虽然它不及你做仰卧起坐对腹肌的锻炼强度大，但如果时刻让自己的腹肌回缩着，绷着劲，确实有和缓的纤肌、细腰的效果。

几年前，"韩流鼻祖"裴勇俊为拍一本韩国风光的书的照片，多日没露面，直到新书出版的发布会上才重新出现。粉丝被眼前的他吓了一跳：裴勇俊居然瘦了20斤！他的身高是1.80米，但消瘦后的体重只有130斤！很快就传出了更惊人的消息：裴勇俊因低血压、低血糖昏倒住院，被诊断为败血症早期！

败血症我们只在白求恩的事迹中听说过，后来生活和医疗条件好了，很少有控制不了的感染，更少有人会发展到败血症的程度，身为韩国的顶级明星，怎会至此？

问题就出在他的暴瘦上。

减肥和得败血症、癌症究竟是否有关？

我们常听说某某人，一直减肥，结果年纪轻轻突然得了癌症，于是认定罪魁是减肥药。其实，即便减肥药有副作用，也不会在一两个月内引发癌症，因为癌症的发生是个慢性的过程。但为什么减肥后很快就出现癌症了呢？其中机理和裴勇俊的败血症一样，都是因为他们的减肥或者暴瘦导致脾虚了，健康在脾虚之后遇到了坎坷。

"坎"从字形上解释是欠土，就像走路一样，能把人绊摔的坎，大多是因为土少了，石头之类的才会突出地面而形成坎。中医理论中，脾属于土，脾虚的人就是"命中欠土"，他们很容易被健康的坎绊倒，不仅可能得败血症，还可能患上癌症。

前面说了，中医的脾主肌肉、主运化，是身体里的物流和快递，除此之外，中医的脾还有个职称："谏议之官"。"谏者，多别善恶以陈于君"，意思是，中医的脾类似身体里的"纪检委""审计署"，是对外敌和异物起监管作用的。如果一个人脾气虚了，免疫监视功能就会变差，难以及时发现和清除细菌，细菌就开始伺机作乱。裴勇俊的败血症就是免疫力降低、细菌失控的结果。

每个人的身上都有癌细胞，因为癌细胞是我们自身细胞变坏形成的，当人的免疫力高的时候，癌细胞无孔不入，即便是有了它们，也可以带癌生存很久。但如果在短时间暴瘦，肌肉突然间的消损是对"脾气"直接的打击。伤了"脾气"，就伤了免疫系统这个"谏议之官"，癌细胞就得以乘虚而入了，癌症就此上身。从这个意义上说，伤肉就是伤身的开始。

所以，中国虽然有"千金难买老来瘦"的谚语，但真的能健康长寿的人，虽然不会肥胖，也肯定不能是干瘦的。一定要保证适当的肌肉，这样不仅保住了身体的活力，更保住了脾气的监管功能，人才能躲过疾病而活得长。

国际医学界第一次提出"少肌症"的概念是在1991年，少肌症也叫肌肉衰减症，用来描述身体的肌肉减少，以及由此导致的肌力及功能下降和代谢紊乱。

少肌症最常见的原因是老化，因为人在25～40岁期间，肌肉相对稳定，肌肉的衰老从40岁就会开始，随年龄的增加，人体肌肉的数量和质量每年有1%左右的减少，50岁后，每年下降2%左右，到70岁以上减少的速度会加倍。随着增龄，身体难免有各种疾病，会影响营养对肌肉的供应，这就会在增龄基础上又加重肌肉的衰减。

肌肉减少后，在面容上的表现是脸部肌肉松弛，缺少弹性；形体上会出现站立困难、行走缓慢、容易跌倒或引起骨折的症状，很多人的关节损伤就是在这个基础上发生的，因为肌肉无力分担骨头的压力了。

肌肉的衰减会带来怎样的后果？

肌肉衰减，最先发生在上臂和大腿部位，随着增龄，这里的肌肉变得更加松软，力量不足，活动由此减少。而越是少动，肌肉的机能越差，由此进入恶性循环。很多慢性病，就是在此基础上发生的，最典型的就是糖尿病。

糖尿病是足以引起冠心病、脑中风、癌症的"万病之源"。所以，广告说的"人老腿先老"是不准确的，准确来说应该是"人老肉先老"。肌肉的减少既是衰老的开始，也是各种老年病的成因。

一个人感觉自己老了，除了肌肉减少的直接变化，还有一点就是比年轻的时候怕冷了，火力不足了，而这个火力就是肌肉中的线粒体决定的，因为线粒体是身体产能的"锅炉"。

上臂、大腿的肌肉，是身体上大的肌肉群，它们衰减后，线粒体的数量和机能马上下降，这就等于身体里能产热的"锅炉"少了、关了。一方面产热减少人就怕冷，另一方面脂肪燃烧少，脂肪存留下来，人就会更肥胖。这正是中医说的"肾阳虚"的典型表现："肥白畏寒"。这个肥，除了脂肪增多，还包括肌肉无力、松软的意思，这也是老年人普遍的特点。

从这个角度说，最有效的抗衰老路径，就是以各种方式提高肌肉的体量和质量。所以，现在的健身运动，即便是对中老年人，除了要求必须有和缓的有氧运动，还要求每周2～3次的力量训练。可以是举重这种器械性的力量锻炼，也可以是负重走路这种没有器械的训练，这些都是对肌肉进行抗阻锻炼，增加肌肉的体量和力量。对年轻人也一样，有氧运动是用来减肥的，力量训练是用来雕刻肌肉、纤肌的，二者缺一不可。

　　早前，英国伦敦玛丽女王大学对 5000 名成年人进行了一项研究，研究发现：握力大的人的心脏是最健康的。就此，研究者提示：握力可能成为鉴别心脏病高危人群的重要方法。而在 2015 年，国际权威期刊《柳叶刀》上，已经有了一项分析：弱握力比高血压更能准确地预测早期死亡。

　　类似地，一项对近 50 万英国人的研究表明：拥有一个坚强的握力与晚年拥有更有弹性的大脑有关。这项发表在《精神分裂症》杂志上的研究发现：握力健康的中年人，在记忆力测试、推理能力和快速思考能力方面，表现得更好。

　　英国伦敦大学学院对近 7000 人进行了一项长达 17 年的研究，最近发布了结果：握力弱会增加死亡的风险，尤其是死于心血管疾病、肺病和癌症的概率会增加。

　　握力体现的是上肢的肌力，这也是全身整体肌肉状态的可靠指标。一般来说，握力在 30 岁时达到顶峰，然后会随增龄而下降，和全身肌肉的状态是同步的。

　　基于这些研究结果，有研究者甚至提示相亲的女性，一个握手有力的男人，是可以托付终身的。之所以有这个结论，是因为他们发现，握力弱的男性，往往过的是孤独、不健康的生活。研究者推测，这些握力弱的人，很可能有各种各样的心理问题，而心理的纠结是一种最无价值的大脑能量消耗，在这种无价值的消耗之中，减少的不只是握力，还有全身的肌力。

　　这类人如果看中医，一定会被告知是"思劳伤脾"，过度的心理压力和情绪变化加速了大脑的耗能，由此分流了本该供给肌肉的能量。简单讲，他们是因为心思太重而肌肉无力、握力不足的。婚姻研究者不过是倒推了"思劳伤脾"的形成过程，由虚弱的握力反推出他们具有寡欢的心思，后者确实是择偶时必须考虑的问题。

◊ 怎么知道你的握力呢？

可以通过握力器来测试你的握力指数：

握力指数 = 握力（千克）÷ 体重（千克）× 100。

一般人正常握力指数应大于 50。通常，优势手的握力要略大于非优势手，一般为 1～2 千克，差距不会太大。如果左右手的力量差异很大，可能是某些疾病的预兆，最常见的是脑中风，建议及时就诊。

40 岁左右：男性握力在 43.5～49.5 千克为合格，女性在 27～31 千克之间为合格。

65～84 岁：男性握力应大于 32 千克，女性握力应大于 20 千克。

和检测握力的原理相同的是，测试连续做俯卧撑的数量，做俯卧撑的能力显示了受测者的肌肉力量，这项研究发表在《美国医学会杂志》的子刊上。

研究人员选取了 1104 名健康男性作为研究对象，经过长达十年的跟踪，研究人员发现，和一分钟做俯卧撑不超过十次的人相比，超过 40 次的人患心血管疾病，包括心力衰竭或者猝死的风险降低了 96%。另外，研究者发现，即使每分钟只能做 21～30 次俯卧撑的人，患心血管疾病的风险也会有明显的降低。

　　"久坐伤肉"是中医的说法，"伤肉"不只是因为少运动而肌肉萎废，还伴随着肌肉废用带来的一系列问题。现在的研究发现，久坐甚至能伤到大脑、心脏等重要器官，坐着虽然比站着、走着舒服，但是是离死亡最近的一个姿势。

（一）久坐伤大脑：老年痴呆

　　久坐，血液随重力集中在下肢，容易增加脑供血不足和缺氧的情况，由此降低思维活力，甚至是导致老年痴呆的一个重要因素。美国加利福尼亚大学在新一期《科学公共图书馆·综合》上报告说，久坐不动的人，大脑中一个对记忆至关重要的区域厚度会变薄。

　　研究小组对 35 名年龄在 45 岁至 75 岁的志愿者的脑部进行了高分辨率磁共振成像，结果发现，坐的时间较长与大脑内侧颞叶变薄有关联。内侧颞叶是大脑中参与形成新记忆的重要脑区，内侧颞叶变薄是中老年人认知能力下降和痴呆的前兆。分析还发现，即便进行较高强度的身体锻炼，也不足以抵消长时间坐着给大脑带来的负面影响。

（二）久坐伤血管：动脉硬化

长期久坐不运动，脂肪燃烧减少，胆固醇增加，血管容易硬化，加之久坐不动，腿部肌肉收缩减少，下肢血流速度减慢，这就增加了血栓的发生率。

每天固定一个坐姿三小时以上的人，患下肢深静脉血栓的风险增加两倍，静脉血栓很可能随血液流到肺部血管，这就容易引起比心肌梗死还要致命的肺栓塞。近年来，多有在电脑前工作的年轻人在连续加班之后，因为肺栓塞猝死的案例报道。

如果本身就有血脂高、血液黏稠度高的问题，或者有糖尿病，又抽烟，长时间静坐后肺栓塞的风险就更大。

（三）久坐伤肠：结肠癌

久坐的人，肠道、胃部蠕动减弱、减慢，这个道理很容易理解，住院卧床的病人容易便秘，就是因为卧床之后不运动了。其实，久坐和卧床对肠道来说是一回事，只不过是以不同的姿势保持静止罢了。因此，久坐和卧床一样，是现在人便秘的主因。

便秘会增加有害成分在结肠内的滞留时间，刺激肠黏膜，加上腹腔、盆腔、腰骶部血液循环不畅，肠道免疫屏障功能下降，除了便秘，还可增加结肠癌的危险。

（四）久坐伤胰：糖尿病

现在人的糖尿病高发，除了饮食的因素，运动量少、使用肌肉的机会少，也是重要原因。肌肉运动时就会从血液中分流出血糖，血糖随肌肉运动而下降。所以早期的糖尿病人只要保持运动，可以不吃降糖药就能很好地控制血糖。如果久坐，不用肌肉，血糖就无法分流，长此以往就加重了糖尿病的风险。

（五）久坐伤骨：椎间盘突出

现在腰椎间盘突出的人多，甚至很多人年纪很轻，一个重要的原因就是久坐。久坐，腰肌缺乏锻炼，久而久之就要废用，废用的肌肉无法分担脊柱的压力。我们总说"站着说话不腰疼"，确实有一定道理，因为站着时，腰部受力小于坐着。如果前者承受的是 100% 的压力，那么坐着时，腰部的受力就是 150%，椎间盘是被这个过大的压力压"突出"的。

走路的速度，决定你寿命的长度，这是美国对 3.5 万名 65 岁以上老人某项研究的调查结果。

他们发现，走路的速度增加 0.1 米 / 秒，死亡危险就会下降 12%。特别是在 75～84 岁的老年妇女中，走路速度大于等于 1.4 米 / 秒的老人，再活十年的概率为 92%，而走路速度小于等于 0.4 米 / 秒的老人再活十年的概率仅为 35%。

就是这个原因，世界卫生组织（WHO）曾公布过一个人健康的"三快"：走得快、说得快、拉得快。这"三快"都和肌肉关系密切，只不过分别牵扯到了和运动有关的骨骼肌、和胃肠相关的平滑肌，以及肌肉和神经之间的协调。因为我们的身体是肉体，肌肉的状态自然决定了健康状态。

走路时，人体 60%～70% 的肌肉参加活动，需要消耗大量的身体能量，这个能量就来自血糖。吃了东西后血糖会升高，如果胰岛功能不好，血糖迟迟降不下去，就是糖尿病了。只要你在吃了东西之后走路，肌肉马上就从血液中分流走了血糖，走得越快、走得越多，分流得也就越多。这也就是运动预防和治疗糖尿病的原理。

但问题也来了：如果你是个很瘦的人，或者虽然胖，但肌肉很少，第一，你很难大步流星，走得很快，因为你的肌肉无力；第二，同样是走，你肌肉分流走的血糖远不及"肌肉男"们，你也就比他们更容易患糖尿病，这些肌肉不足带来的弊端恰恰在中国人里非常明显。

前面我们已经说了，中国人的脑容量明显高于欧美人，虽然不能就此论断我们绝对比欧美人聪明，但身体的总能量是守恒的，脑容量大，就要分流走肌肉的能量。就是因为肌肉的缺少，中国在改革开放后，在刚能吃饱饭后没多久，就成了"糖尿病大国"，就是因为我们不如他们的肌肉丰厚，缺乏消耗血糖的能力。

肌肉体量不足或者无力，首先会引发糖尿病，而糖尿病是冠心病的"等危症"。意思是，只要得了糖尿病，早晚会得冠心病，只是时间的问题。同时，糖尿病还是癌症的基础，就像"擒贼先擒王"一样，治病要从根源治起，糖尿病就是众病之源，而肌肉的缺少和无力又是糖尿病之源。

怎么知道你的肌肉已经不给力了呢？

首先，过马路的状态就是个有效指标：绿灯亮时，如果你能顺利走到马路对面，就说明走路的速率正常；如果走到一半红灯就亮了，需要等下一个绿灯亮了才能走到马路对面，就说明你的肌肉已经不给力了。

其次，连续走三四分钟的路，如果每走四步所需的时间大于五秒，等于每步 0.8 秒以上，就说明肌肉乏力了，需要增加肌力。

怎么增加肌力呢？

举哑铃、蹬车或者负重走路，只要你在运动时感到肌肉的吃力、运动后有肌肉酸疼的感受，就说明你已经锻炼到了肌力。

在运动的同时，有两味中药可以帮助你增肌：一个是黄芪，一个是葛根。它们都是入脾经的，中医讲脾主肌肉。

　　黄芪是我非常喜欢的一味药，特别适合中国人肌肉不足的体质，它也是中医治疗糖尿病的第一味中药，就是因为它能助长和动用肌肉。而葛根，在中医有个很好的评价："北有人参，南有葛根"。葛根和人参都是补益性的药物，只是葛根的作用是"升阳"和"解肌"，通俗解释就是，葛根能把身体的气血升举到肌肉中去，对肌肉能力实现最大限度的开发，经常用生黄芪 10 克、葛根 15 克泡茶，前者负责增长气血，后者负责运送气血到肌肉中去，二者合用，通过增肌来达到养生的目的。

　　湖南卫视《快乐大本营》的主持人谢娜，生完孩子之后复出，多次被人说"变老了"，而且有照片为证：照片上的谢娜确实不胖，脸却有些凹陷，被说成是脸"塌"了。但回看之前她的微博，还有练出马甲线的记录，而且她每次出镜，身材也看似紧致。

为什么身上还能有"马甲线"的时候，脸会先塌陷下来？

　　原因很简单，决定脸部紧致与否的面部肌肉，是全身最先老化的地方，特别是能表达你情感的表情肌。

　　表情肌是生物进化到人类这个高级物种后才有的，动物是没有表情肌的，包括人类的近亲大猩猩，它们总是表情单一的，再高兴也看不出笑容，就是因为没有表情肌。但是，进化学上有个规律，越是高级的部位和器官，退化得越早。比如我们的大脑，要到 25 岁时才彻底发育成熟，但在这之后，大脑又先于其他器官第一个开始衰老，同样很高级的表情肌的衰老，会紧随其后。

　　如果你把你之前的照片放在一起做对比，会发现你在 30 岁之后，几年就变个样，这个变化主要就在脸上，特别是过了 35 岁，变化愈加明显，不是皱纹的多少，而是面部紧致度的降低。这一点，《黄帝内经》早就给了预测："五七，阳明脉衰，面始焦，发始堕"，意思是，女人过了 35 岁，面容和头发开始衰老了。

到了 35 岁的时候，负责给面部气血供应的阳明经脉开始衰微，气血无力输布，面部的肌肉失去气血的供养，自然就要凹陷下垂。虽然中医不是从进化的角度解释"人老脸先老"的原因的，但中医的很多补气药确有美容效果，这个效果就是通过增加表情肌的体量和张力来实现的，后者就是保证脸不"塌"的关键。

什么样的补气药能有如此效果呢？

一定是要入脾经的，因为中医的脾是主肌肉的，要想肌肉年轻有弹性，脾气一定不能虚。由此可以推论，所有能健脾的药物或者食物，都可以缓解肌肉的衰老，都有驻颜的效果。

我曾多次推荐给大家用生黄芪预防"黄脸婆"，一来黄芪入脾经，可以增加肌肉的体量和力量，它这个功效正好可以帮助增加表情肌的张力；二来，中医脾所主的颜色是黄色，脾虚的人大多都有一张没有光泽的黄脸，生黄芪增肌的同时可以改善面色，帮脾虚的女人"扫黄"。具体的做法很简单，就是每天用生黄芪 10 克泡水代茶饮，面色和气力一般会在饮用一周后明显改善。

中国女人过了四五十岁，甚至还要再年轻一些，就会出现一种难言之隐，这就是憋不住尿，在生了孩子的女性中更常见。典型的表现就是不能大笑，甚至不能咳嗽、不能快跑，一旦大笑或者咳嗽、快跑，小便就要遗漏出来。

我见过一个最严重的尿失禁的女人，她原来是名教师，四十几岁就提前退休了，当时她没说明理由，只说自己身体不好。退休回家之后，就再没走出过她住的单元，街坊都以为她好静，大门不出二门不迈的，后来才知道，她之所以提前退休、之所以不出门，不是多严重的身体问题，而是尿失禁，走几步就要解小便，找不到厕所就只能遗尿在裤子里，必须不断地换裤子。为了不让自己身上的异味使别人讨厌，因为这个"社交绝症"，她只好做了"宅女"。

她的身体很瘦弱，脸色也偏黄，是典型的脾气虚体质，这种尿失禁就是脾虚导致的。

从西医的角度看，尿失禁是由于怀孕、分娩时女性的盆底肌肉因为过分牵拉而逐渐失去弹性，随着年龄的增长，雌激素分泌不足后肌肉的弹性也同时降低，于是在打喷嚏、咳嗽、大笑等腹压增高的情况时，尿液就会不能自主地遗漏。也就是说，尿失禁是因为和排尿相关的肌肉无力所致。

这种病，在中国女性中发病率很高，中老年女性有30%～70%的人未能幸免。而在黑人女性中，这种病十分罕见，虽然她们的生育数量远在国人之上。为什么会这样？就是和肌肉的力量相关。黑人女性的肌肉明显比中国女性的发达，她们的屁股都是挺翘的，就是因为肌肉有力，这是人种的差异，是基因所致。尿失禁在中国高发，和国人的体质中多见脾虚有直接关系。

怎样做才能解决中国女性的这一"社交绝症"？

针对这种问题现在已经有了比较成熟的手术方式，可以对尿道进行局部处理，通过改变那里的结构控制排尿。而更加便捷的解决方式就是自己每天做提肛训练，这是中国女人从怀孕开始就该做的"女人操"，坚持下来可以避免或者改善尿失禁。

具体的办法是：持续收缩盆底肌，自己感觉肛门随着收缩被提起，一次提肛2～6秒，然后松弛、休息2～6秒，再提肛，如此反复10～15次，每天训练3～8次或者更多，持续一两个月后，局部的肌肉状态就可以改变。

这个训练不要等到尿失禁的症状出现后才开始，如果你的母亲也有类似问题，你又是脾虚体质，那么从怀孕开始就要做，因为这是有遗传性的。女人怀孕之后，盆底肌肉就开始被拉伸，孩子越大拉伸得越严重，肌肉就像皮筋，它的弹力是有限度的，会被拉伸得失去弹力。而提肛动作，本身是人为的一个收缩肌肉的过程，这就避免了它因过度拉伸而失去弹性，提前做好肌肉贮备，避免未来的难言之隐。

现在颈椎病高发，而且很多人年纪轻轻就得了，特别是清秀苗条的女孩子，如果她的脖子还很漂亮，是所谓的"天鹅颈"，又细又长，得颈椎病的风险就会更大，而这也是人类直立行走之后必须付出的代价。

因为用四肢爬行的动物，头部的运动能力、活动范围远不及人，它们为了抵抗地心引力对头部的吸引，在爬行过程中，头部一定要抬起，这样才能看到前方的路、看到猎物。这种长久的抬头过程，使它们的颈椎以及颈椎附近的肌肉，都非常粗壮，所以不可能有颈椎病的问题。

当生物进化到猿的时候，开始直立行走，头部的运动范围就扩大了很多，而且它们无须再为了抵抗地心引力而持久抬头。身体的进化规律就是这样的，只有当它从纯粹的功能中解放出来，才可能向优美转化，或者说，在我们的身体上，能显示出优美的器官、部位，都已经摆脱了它们最原始的使用功能，当颈部不再负责抬头，只是负责承重头部和灵活转头的时候，它就开始变细、变长、变美了。

前面已经说过，进化成熟越晚的器官和组织越高级，越是高级的器官组织，退化也越早，颈椎这个人类到后来才进化完成的器官，也遵循这个规律。它在体现人体优美的同时，自身却是最脆弱的。再加上人类生活方式的逐渐改变，低头劳作成了生活常态，这两种因素加在一起，颈椎病自然躲不过去。而在颈椎病的发生过程中，肌肉的无力，是重要的"帮凶"。

脖子细长的、"天鹅颈"的人，低头的时候，第七颈椎，也就是低头时突出最明显的那个颈椎，会毫无遮拦地显露出来。骨科医生有个经验，第七颈椎显露明显的人，往往是最容易得颈椎病的人，因为他们颈椎附近的肌肉太薄弱了，薄弱到了塌陷的程度，颈椎才因此显得特别突出。

如此薄弱的肌肉，是不可能分担颈椎受到的压力的，始终在"孤军奋战"的颈椎，自然要被压出病来，这也是年纪轻轻的女孩子就开始抱怨头昏脖子疼的原因，归根结底是她们太瘦，肌肉太单薄，导致了颈椎病的提前发生。

颈椎病该如何预防和治疗呢？

你可以自己检测一下，只要是一低头，第七颈椎就明显地显露出来的话，这就提示，你要抓紧通过锻炼颈部肌肉，来预防和治疗比别人更易得的颈椎病了。

做法很简单，坐在椅子上或者站着都可以，双手交叉在后边抱住脖子，然后脖子使劲往后靠，双手使劲往前推，让脖子和交叉的双手较劲，每次较劲三五分钟，每天数次，多多益善。这个较劲的过程就是颈部肌肉锻炼的过程，通过这个办法使颈部的肌肉加强了，就能分担颈椎的压力，颈椎病才能得到真正的预防和根治。

很多爱美的女孩子会发现，早上起来的时候，腿比晚上细好多，一般到了中午，腿就开始变粗了。

为了给腿"减肥"，他们会躺在床上把腿抬高，甚至做倒立，事实上，就算倒立使腿回缩了，只要把腿放下了，一个小时后，还是会被打回原形。因为下午腿变粗这件事，不是因为水多了，而是因为肌肉少了，越是肌肉无力的人，下午的腿会变粗得越明显。

腿的粗细，除了本身的骨骼、脂肪、肌肉，还要受血管中血液循环的影响。睡了一晚上的觉，血液均衡地全身分布，腿上的血液不会存留过多，所以早上起来的时候觉得小腿细。起床后，血液开始重新分布，无论是站还是坐，都会因地心引力而使血液往下堆积，使腿变粗、脚变大。如果我们去买鞋，下午或者晚上买同样尺码的鞋子，也会感觉鞋子变小了，都是血液堆积所致。

地心引力对每个人都是平等的，但并不是所有人的小腿到了下午都变粗，这就是由肌肉的力量决定的。

单纯站立或者静坐，与行走运动时，腿的感觉和粗细是不一样的。行走或者运动时，腿的粗细变化不大，这是因为运动时肌肉收缩，对肌肉间的静脉进行挤压，静脉的血流借此可以迅速向心脏回流。肌肉的挤压力量越大，回流的效果越好，残存在下肢的血液就会减少，腿就不会因此变粗了。

这些在意自己腿是不是变粗的女孩子，多是想苗条、怕发胖的，她们的减肥又多是通过饿，而不是通过运动，由此导致肌肉体量小、弹力弱，再加上缺少运动，挤压静脉的力量更加不足，静脉里的血就难以回流到心脏，只能受地心引力的作用始终沉积在身体下部，她们在下午就会明显地感觉到腿变粗、脚变大。所以，真想腿不变粗，增加腿部肌肉的张力才是治本之法。

增加肌肉的力量会使肌肉变粗吗？

很多人担心，增加肌肉的力量会使肌肉变粗，这个担心是多余的。因为肌肉弹性不足的时候，肌肉纤维才会不紧致，才会没有线条，这一点我们可以看看孩子。

学龄前的孩子都是大肚子，就是因为他们腹部的肌肉无力，不能约束内脏，大肚子是内脏缺少约束膨出的结果。长大后，肌肉有力，内脏有约束了，肚子自然就收回去了。

除了腿变粗，这样的人到了下午手也会肿胀，同样还是因为肌肉无力，无力推动体液的回流。肿胀是因为水液潴留在下垂部位，这些都属于中医的气虚。包括气的固摄力量不足，身体在"漏水"，还包括脾气这个"物流"不给力，水液不能及时运走。这种人除了需要肌肉锻炼，还需要借助中药。除了生黄芪、葛根给肌肉助力，还可以增加健脾利水的药物，也就是茯苓。生黄芪 10 克、葛根 15 克、茯苓 15 克的配伍，更适合她们。

第七章

你可以减肥，但不能缺肉

减肥的人要少吃肉，这是很多人的共识，但是完全素食者未必就不胖，而且他们的胖更容易是虚胖，是"湿胖"。

为什么吃肉可能会利于减肥呢?

肉虽然热量高，但因为富含蛋白质，恰恰具有对减肥有利的两个特点：一个是肉在胃里的排空时间长；一个是消化肉类时，身体付出的能量比其他食物要多。如果说吃肉减肥有一定的合理性的话，就是因为和其他食物相比，肉类蛋白质的含量丰富，更接近人们想象中的"负能量食物"。

减肥就要节食、要少吃，但对饥饿感的控制非常痛苦，这也是减肥难以坚持的原因。澳大利亚悉尼大学的研究者让 22 名志愿者分别进食三种食物，这三种食物均是由饭、菜和小吃构成，但它们的蛋白质含量不同，分别是 10%、15%、25%，观察期为四天。

结果显示，进食 10% 蛋白质含量食物的受试者，在早餐之后两小时，就开始感觉到饥饿，这使这一组受试者更愿意进食更多的食物，从实验开始到结束，这一组受试者的进食量比最初增加了 12%，也就是他们比那些饮食中蛋白质含量高的人吃得更多。

食物中的三大营养物质的排空速度是：糖类快于蛋白质，蛋白质快于脂肪。这个糖包括粮食，因为粮食是淀粉，淀粉分解后就是糖。如果食物中以粮食为主，胃很快就会排空了，所以单纯的素食是不耐饿的。过去生活贫瘠时，一顿饭吃十几个馒头的常有听说，就是因为那时的食物中缺少蛋白质和脂肪。如果完全不吃肉，胃中没有蛋白质和脂肪的"滞留"，就会饿得很快，无形中会进食更多的食物，吃素之后反而发胖就是从这里开始的。

另一个原因则是，任何食物的消化吸收过程，都需要身体能量的参与，因为你吃进食物之后，先要咀嚼，之后要在消化道中将淀粉分解为单糖、将蛋白质分解为氨基酸、将甘油三酯分解为甘油一酯和脂肪酸……这些都需要能量，这个能量消耗就称为"食物热效应"，我们吃饭的时候会发热甚至流汗，就是食物热效应的表现。

要想达到健康的减肥效果，究竟应该如何吃肉？

不同的食物，热效应不同。其中，蛋白质的热效应最大，相当于本身能量的

30%。也就是说，吃一定数量的肉之后身体获得的能量的 1/3，是被用来消化这个肉了，而碳水化合物的热效应只有 5%～6%，脂肪的最低，是 4%～5%，混合食物的热效应一般是 10%。

很显然，食物中蛋白质比例大的，食物热效应就大；如果是纯素，或者以碳水化合物为主，比如"清汤面"，就算你滴上几滴香油，看似很素，但身体消化它的成本很低，食物的热量没怎么糟践就可以"照单全收"了。和加了瘦肉片或者鸡蛋的面条相比，后者不仅更经饿，而且因为热效应高，归根结底身体落下的热量也许并不比不吃肉的情形多到哪儿去，甚至还有可能更低。从这个角度上说，想不发胖，不是要全面忌肉，而只须减量，在全天总的食物量降低的前提下，保持荤素搭配的平衡，才能收到健康的减肥效果。

吃肉的另一个重要性是，肉富含蛋白质，而我们身体的最大部分是蛋白质，它是肌肉和骨骼的主要构成成分，如果把身体比作一幢大楼的话，蛋白质就是楼房里的钢筋水泥，是身体的基础结构。因此，在任何时候，蛋白质都是身体营养的"刚需"。

　　既然肌肉对健康如此重要，而蛋白质是肌肉的主要组成成分，自然要吃蛋白质含量高的食物了。但是，蛋白质的含量高，不等于身体能全部吸收。鱼、肉、蛋、奶等吃进去之后，其中的蛋白质，经过身体的消化分解为氨基酸，身体再根据自己的需要，将氨基酸在体内组成新的蛋白质。

　　因此，吃什么样的蛋白质很重要，这些蛋白质分解之后，必须含有八种必需氨基酸，这样才能合成身体所需的新蛋白质。而且，这八种氨基酸的比例，与人体所需要的比例越接近，才能最有效地合成，人体对其的利用度也才最高。如果你吃进去的蛋白质的生理价值接近 100，这就意味着，这种蛋白质 100% 都能被身体吸收，这种食物就叫作"氨基酸平衡食品"，从吸收效果看，才是最有营养的食物。

哪些食物才是氨基酸平衡食品呢？

　　排名第一的是人奶，这就是母乳喂养的原因，婴儿的发育非常关键，必须保证食物的高吸收率。

　　排在母乳之后的就是鸡蛋。鸡蛋的氨基酸平衡指数也可以达到 100，也就是说，每个鸡蛋提供的蛋白质可以全部被身体吸收。这一点，从鸡蛋的性质上也可以看出，因为鸡蛋是最大的卵子或者是受精卵，未来是要发育成一只小鸡的。因为是新生命的基础，所以必须具备最完整的营养结构。

排在鸡蛋后面的氨基酸平衡食品是：牛奶 95，黄豆 74，大米 67，花生 65，小米 63，小麦 53，芝麻 50。除了牛奶，其他都是植物的种子，和鸡蛋一样，未来要生发出一个新生命，所以必须自带平衡的氨基酸结构。

也就是这个原因，《黄帝内经》在食物评价排行中，将五谷放在第一位，所谓"五谷为养"，意思是五谷是生命的基础，是最养人的。包括在中医的典籍中，病后的调养也都是糜粥，而非肉汤，就是要在病后恢复的关键时期，在不多的食量中，保持氨基酸的最大吸收度。

这也就解释了为什么一些素食者，除了五谷和蔬菜，鸡蛋跟牛奶是他们唯一摄取的动物食物，但也能保证营养平衡，从现代营养学角度是达到了氨基酸的平衡；从中医角度，无论是五谷还是鸡蛋，都是全食物，保存了也借助了食物天然的平衡特点，所以才得到了事半功倍的营养效果。

既然要平衡，就不要人为地增减，否则会破坏氨基酸的平衡，这就包括不要只吃蛋白不吃蛋黄。因为蛋黄所含的卵磷脂，是细胞膜的主要成分，而细胞是身体的基础单元，任何器官机能的发挥，都必须在细胞功能正常的基础上。同样地，也不要将粮食过度加工，在去粗取精的过程中，从微观讲，丢失了维生素和矿物质，从宏观讲，则会影响氨基酸摄入时的平衡。

按照《中国居民膳食指南》的推荐，每人每天吃一个鸡蛋、喝一袋牛奶是最合适的，一个一两重的鸡蛋是 70 千卡的热量，一袋 200 克的牛奶是 200 千卡热量，就算你为了减肥，吃的是每天 1500 千卡的低热量饮食，一个鸡蛋和一袋牛奶的热量也只占一天热量的 1/6。

按照"氨基酸平衡饮食"的标准，黄豆，也就是大豆，是我们的日常食物中，第三种可以被身体"照单全收"的食物，而在中国的传统中，也将黄豆视为"土里长出的肉"，号称"素肉"。因为黄豆中含有的大豆蛋白是优质蛋白，富含人体不能合成的必需氨基酸，是保证肌肉营养供应所必需的。可以说，豆腐这个中国的"国粹"，算得上是中国对人类文明极大的贡献了。

但是，一旦有几种情况出现，人们的第一反应是忌掉食物中的豆腐等豆制品，一个是得了痛风的时候，一个是有乳腺增生、子宫肌瘤的时候。

事实上，这绝对让豆腐蒙受了不白之冤。我可以负责地说，没有一个病患是因为喝多了豆浆、吃多了豆腐而得上了这些疾病的，而且这类病患大可以放心地吃豆腐、喝豆浆，这样不仅不会加重病情，甚至还有辅助治疗的效果。

（一）豆制品的嘌呤含量并不高

痛风是因为体内的嘌呤代谢紊乱导致的，所以要在饮食中禁忌嘌呤含量高的食物，比如动物内脏、海鲜、啤酒等等。豆腐其实问题不大，因为黄豆虽然含嘌呤，但在制作豆制品之前会用水浸泡，这个过程中便会有一部分嘌呤溶到水里。而在制作豆制品的过程中，还要再加水，又稀释了嘌呤的浓度。所以，豆制品里的嘌吟含量并不高，而制作豆浆的时候，一般不会添加很多的豆子，因此豆浆的嘌呤含量也同样很低。

100 克黄豆中嘌呤的含量大概在 200 毫克左右，100 克猪肝中的嘌呤就已经接近 300 毫克，100 克的猪腰子中的嘌呤含量更是超过了 300 毫克，就算你喜欢吃豆制品，100 克黄豆也能做出很多豆制品呢。所以，对痛风患者而言，真正需要忌口的并非豆制品这样的"素肉"，而是动物类食物，用豆制品替代部分肉食，甚至是降低嘌呤的好办法。

美国有一项针对近千名痛风患者连续 12 年的跟踪调查，通过对比他们的饮食习惯、饮食频率等发现：痛风发作率较高的人群，属于那些日常吃肉类和海鲜类食品频率较高的患者。对比之下，食用植物性高嘌呤食物如豆制品频率较高的患者，痛风的发病率反而会很低。

新加坡国立大学的一项最新研究也发现，食用黄豆类和荚果类（包括红豆、绿豆、大豆和豌豆等豆类）食品，不但不会导致痛风的患病率升高，还可能会降低痛风的患病风险。

痛风最初是出现在欧洲宫廷中的，号称"宫廷病"。因为欧洲宫廷的食物热量太高，奶油、鹅肝等高脂肪食物是宫廷特供，宫廷中的人是先胖起来，之后才得上痛风的。现在我们身边的痛风病人也一样，大多是肥胖者，而他们的痛风病情也会随着减肥的成功而减轻甚至痊愈。这些肥胖者，没有几个是因为嗜食豆制品而变胖的，他们大多无肉不欢，因此，更不能将痛风的罪责和忌口，都落在热量很低的豆浆、豆腐身上。

（二）豆浆可以减轻子宫肌瘤

子宫肌瘤、乳腺增生这两种病很常见，一旦确诊了，很多人马上忌掉的是豆浆等豆制品。她们说，黄豆里含有植物雌激素，而子宫肌瘤和乳腺增生，就是靠"吃"雌激素而生长的。

这个说法只对了一半。过高的雌激素确实会诱发子宫肌瘤，增加对乳腺的刺激，因此，更年期之后，月经该结束时不结束的人，更容易罹患子宫癌或者乳腺癌，因为这两个器官接受雌激素刺激的时间延长了。

每个女性体内的雌激素水平，都存在规律性的波动，都有过高的时候，很多时候和情绪波动有关。但人活于世，哪能没有心情的起伏，所以，就算知道了子宫肌瘤和乳腺增生的病因，也很难预防和避免。

但是，有几点可以确定：首先，就算你不喝豆浆、不吃豆腐，子宫肌瘤和乳腺增生也会长，而且还可能长得更严重。黄豆含有的植物雌激素，与人体内的雌激素是有区别的，而且，它还是一种"选择性雌激素受体调节剂"：当体内雌激素的水平比较低时，植物雌激素可以与雌激素受体结合，发挥雌激素样的作用；而当体内雌激素水平比较高时，植物雌激素会竞争性地占据受体，由此阻止了雌激素和受体的结合，产生拮抗雌激素的作用。很显然，植物雌激素是只帮忙不添乱的，明白了这个道理，就可以大胆地喝豆浆了，特别是如果你用豆制品代替肉类将体重减轻后，反倒会减少子宫肌瘤和乳腺增生的发生。

另一个原因是，供给肌瘤、增生"吃喝"的雌激素，除了来自卵巢，还有一部分是从脂肪额外生产的。如果你的体重正常，脂肪转化出的雌激素可以忽略不计，但如果你是个胖子，脂肪中转化出的雌激素就很可观了，足以对乳腺、子宫内膜等靶器官构成异常刺激。肥胖者子宫肌瘤、乳腺增生甚至乳腺癌的发病率远高于不肥胖者，原因就在此。而从热量上看，豆浆只是牛奶热量的1/3，如果你用豆浆代替牛奶，显然能帮助避免和肥胖相关疾病的发生。

　　减肥必须运动，而且这个运动必须持续半小时以上才会有效果，这是美国运动协会进行的一项研究中发现的。他们在受试者的手臂上植入探测器，然后让他们开始运动，结果发现，开始运动后，这些受试者的血糖在第一分钟就开始消耗，运动10 分钟后，脂肪中的血流量增加，这就意味着，此时，脂肪也开始消耗了。而且，脂肪组织里的血流量，在运动 30 分钟时达到最高。随后，即使停止运动，脂肪组织里血流量的最高浓度仍可持续六小时。也就是说，你在停止运动六小时之后，身体里的脂肪还在燃烧呢。

　　人的脂肪是由甘油和脂肪酸组成的，这项研究同时分析了受试者的血液，结果发现：其中甘油和游离脂肪酸增加了，这些都是来源于脂肪的，它们的增加表示身体的脂肪开始分解。

那么，运动减脂的最佳方式是什么？

　　研究者建议，想利用运动减脂的人，最好一鼓作气地连续运动 30 分钟，这样就能持续燃烧脂肪达六小时，在这个过程中一直在减肥。接下来的研究还发现，运动时间即使超过了 30 分钟，一旦运动停止，脂肪也只能燃烧 6 小时，也就是说，想要保住脂肪燃烧的效果，运动半小时是最好的。

但是，这30分钟的运动，不能是轻松的散步，而要是能达到脂肪消耗的强度运动。运动时，心跳最好达到每分钟110次以上，感觉有一点喘的程度最合适，这样的运动，每周坚持三次，就会有体脂下降的效果。

需要补充说明的是，心率的增加是因人而异的，如果你安静时的心率很低，就不要强求自己运动后的心率增加到每分钟110次，先从增加正常心率的30%开始，最高可以增加到50%。比如你平时静坐时，心率是每分钟80次，运动时的最高心率则是120次，但不要马上达到这个心率，先逐步增加到每分钟100次，这样能给心脏一个适应的过程，而且这也需要一个前提，这就是心脏没有器质性疾病，否则不能擅自地通过运动来增加心率。

这样能减肥的运动，属于有氧运动，主要的作用是促进脂肪的燃烧，但因为运动的强度不够，还不足以塑造肌肉，所以，想要达到瘦身纤腰的效果，力量运动是必须的。简单讲，要用有氧运动做基础，之后进行无氧运动，在减肥的基础上，强化肌肉力量，由此获得身体紧致、纤细的效果。而产生纤腰效果最快的，也是成本最低的，就是平板支撑，如果你能每天坚持半小时的快走或者慢跑，之后再针对臃肿部位做肌肉训练，瘦身的功课就圆满了。

　　马甲线是使腰部漂亮的线条，它会使你的身材显得很紧致、纤细，下面的四个动作，可以帮你最快地练出马甲线：

平板支撑法

　　平板支撑动作看似简单，其实是消耗体能的全身运动，对腹部的腹直肌、腹外斜肌和腹横肌，以及腿部、背部、臀部肌肉群，都有充分的锻炼。而这些肌肉，都和马甲线有关，可以塑造腰部、腹部和臀部的线条，而且是身体的大肌肉群。如果每天能锻炼到这些肌肉，无论是对塑形，还是对血糖的消耗都非常给力，也会消除高血糖的隐患。

　　如果你从没练过，最初可能坚持一分钟都费劲，但只要坚持，第三天的时候撑一分钟就很轻松了，可以每次就撑一分钟，一周后，每天撑上二三分钟已经没有问题，将这个动作养成习惯，每天能撑三次，每次三五分钟，纤腰的效果会非常明显。

足尖沾地法

　　身体平躺，让大腿弯曲呈 90 度直角，同时小腿与地面平行，两手则自然地平放在身体两侧，掌心朝下。此时上身应该绷紧，而且后背要紧贴地板。

　　然后分两步放低左腿，只从臀部开始运动，脚趾向下，脚尖不要真正着地。接着呼气，同样分两步将腿还原到起始位置，再换右腿做同样的动作。如此双腿交替重复做此动作，每条腿做 12 次。

仰卧交替法

　　首先将双手放在颈后，让双腿弯曲，接着单腿交替蹬出，注意蹬出的腿和地面要有一定的距离，不过不能太高，脚不要碰到地，然后是另一边。一侧的肘部和另一侧屈腿的膝关节要尽量靠近，同时要用侧腹肌来控制，每条腿至少蹬15次，共三组。这个仰卧交替法主要锻炼的部位是侧腹肌。

屈腿收腹法

　　首先上身保持不动，双手则放在身体两边，然后屈腿收腹，当腿向下时腿伸直，脚不要着地，同时用腹部控制，每组做15个，重复做三组，中间可以休息30到40秒。这个屈腿收腹法锻炼的则是下腹肌。

第八章

黄芪、茯苓、葛根——去"湿胖"、细腰身的"铁三角"

减肥虽然是现在人的追求，但在近两千年前的东汉，已经有一张减肥名方了，确切地说，应该是"纤体瘦腰方"，因为这个方子治疗的主症之一是"腹重如带五千钱"，已经明示了它治疗的病症：腰围臃肿，身体沉重，就是我们现在说的"湿胖"。而且这张方子很简单，只有四味药，如果你现在去药店买，估计每服药的价格不超过十元钱。

这个名方最初不是给胖子准备的，因为彼时，中国少有肥胖，但当时的有些病人患病的原因和现在人肥胖的起因是一致的，所以就有了这张"超前"的纤体方，时至今日，真能从根本上减肥的中医，都会遵循着这张方子的治疗主旨。

这张方子叫"肾著汤"，是医圣张仲景写在他的《金匮要略》里的，一共四味药：白术、茯苓、干姜、甘草。治疗的病症也记载得很详细："其人身体重，腰中冷，如坐水中，形如水状，反不渴，小便自利，饮食如故，病属下焦，身劳汗出，衣里冷湿，久久得之，腰以下冷痛，腹重如带五千钱。"

翻译成现在的话就是：腰身很胖，腰部松垮的肉像挂着五千铜钱一样沉重，腰以下发冷，不喜欢喝水，小便频多。之所以如此，是因为脾虚不能运化，水留在体内，这些人是因为身体里有了"注水肉"而又胖又重又冷的，症结在脾，所以用了 4 味健脾的药。

这个方子的主旨，是通过温性的健脾药，把身体里的水"蒸干"，最能贯彻这一旨意的，一个是干姜，一个是茯苓。干姜是热性的，蒸干水液；茯苓是利水的，能排出水液，配合在一起，可以加快脂肪的燃烧和水液的代谢。如果把"湿胖"之人比作一块被尘土包埋的玉石的话，肾著汤的减脂利水，是去除玉石表面的浮尘，但如果想让身体变得线条紧致，还需要进一步雕琢。这一点，后世的医家有了更深的认识。

南京中医药大学的黄煌教授，对中医经方很有研究，他甚至把人的体质按照适合使用的药物来划分，比如适合大黄的是"大黄人"，适合黄芪的是"黄芪人"，等等，这样的划分缘于他对中药更加深刻的理解。他为女性设计的纤体瘦腰办法，就是将肾著汤和葛根汤合方使用，前者用来减脂，后者用来纤肌，以此减少女性腰腹间的赘肉。

但毕竟为了治疗"湿胖"而吃汤药的人还是少数，为了方便，尊此方意，我推荐给"湿胖"人两种办法：一种是吃中成药，用参苓白术丸配愈风宁心片（我们后面详细讲这个药），一种是用生黄芪 10 克、茯苓 10 克、葛根 20 克做便方或者自制药茶。它们虽然组成不同，但方意相同，都充分体现了蒸化利水和纤肌瘦腰的双重含义。

现在中国人去日本旅游，一个重要的目的地是日本的药妆店，在那里能买回效果很好的化妆品和非处方药，同时，也常会把中国自己的"国粹"带回来，最常见的一种就是葛根汤。

葛根汤是中医典籍《伤寒论》里的名方，迄今为止有近 2000 年的历史了，张仲景描述这个方子的病状时这样写："太阳病，项背强几几、无汗、恶风，葛根汤主之。"翻译过来的意思就是：感冒后，颈部、后背僵硬，没有汗，怕风，适合用葛根汤治疗。

葛根汤的组方很简单：葛根四两，麻黄三两，桂枝二两，生姜三两，甘草二两，芍药二两，大枣十二枚。之所以用葛根命名，是因为葛根的用量是全方中最大的，是全方的君药，能治疗后背肌肉的僵硬疼痛，因为葛根具有"升阳"和"解肌"的功能。

什么是"升阳"？

"升阳"就是升举阳气。肌肉收缩时需要能量，如果能量不足，或者虽然不缺能量但能量被瘀滞住了，不能供应到肌肉上去，肌肉的伸缩就会受影响，就会发生僵硬疼痛的问题，葛根可以将供应肌肉的能量——用中医概念就是"气血"——输送过去，这就是"升阳"的意思。

中医对葛根的评价很高，所谓"北有人参，南有葛根"，由此可见，葛根是味补药，但不像人参那么热，容易上火，葛根是性质偏凉的，感冒后期的干燥伤阴，也会用葛根来气阴双补。葛根也不像人参那样是直接补气，而是帮助身体自己的气血达到各个器官组织，这就同样有了补药的效果。气血虚、能量不足的时候，肌肉是委顿、无力的，葛根打通了能量运输的通道，这就是"升阳"的意思。"升阳"也就包含了升举、送达之意。

大塚敬节是日本最有名的汉方大家，他主要用中国的古方来治疗现代的病。他最早是学西医的，因为严重的复发性口腔溃疡，西医久治不愈，没辙了就去看中医，一个老中医给他开了《伤寒论》中的"甘草泻心汤"，吃了以后口腔溃疡就好了，从此就开始研究中国古方，直到成了日本汉方派的一个代表性人物。

他晚年精神不大好，经常需要喝饮料提神，他喝的就是葛根汤。我们身边的年轻人，遇到考试、跑马拉松或者精力消耗大的时候，会喝咖啡、喝红牛饮料，而现在在日本，年轻人在各种考试前，是要喝葛根汤的。他们觉得葛根汤的效果更好，不像咖啡之类的兴奋性饮料，揠苗助长般地拔高兴奋性。因为葛根汤中除了有麻黄，可以提高神经的兴奋性，也就是提神，更有可以升阳解肌、缓解肌肉和肢体疲劳的葛根，给身体加油，也就是解乏，如此双管齐下，正好应对了高压力的生活。也许这就是日本早就开始使用此方的原因，只不过谁也没想到，多年之后，它成了走进日本药妆店的中国游人的最爱。

写下这样的标题，估计会遭到异议：生活好了怎么还要吃黄芪这样的补药？回答是：需要。

因为其中牵扯到两个问题：首先，生活好未必身体好，现在高发的疾病，大多是因为生活好引起的"富贵病"，生活好甚至是病因之一，因为生活好不等于身体不虚！

其次，黄芪虽然是补药，但补的是功能，补的不是营养。生活好、营养好的人反倒容易脾气虚、功能弱，所以更需要补气。特别中国人的肌肉力量不如欧美，这是糖尿病在中国高发，而且发病率超过了饮食热量远高于我们的欧美的关键原因之一。因为只有在肌肉运动之中，身体才能将血液中的血糖运走消耗掉，所以，中国人对糖尿病的预防和治疗一定要打肌肉的主意！所以必须用上黄芪。

当年，胡适罹患糖尿病，一直在协和医院治疗，但因为当时没有胰岛素，更没有换肾的可能，胡适曾被协和的医生判为不治。后来他找到了京城以善用黄芪著称的中医陆仲安，陆以一服药中有 120 克黄芪的补脾气重剂，使胡适渐渐康复。康复后的胡适，之后每次讲课，都会端一杯泡了黄芪的茶，而陆仲安也因为屡用黄芪而获奇效，被人称为"陆黄芪"。

既如此，黄芪的具体功效和使用方式是什么？

黄芪入脾经，脾主肌肉，可以增加肌肉的体量和力量，它是通过增加肌肉对血糖的利用效率而降糖的。黄芪药性偏温，可以增加代谢率，作用类似于肾著汤里干姜的地位，但又有干姜不具备的增肌和"扫黄"效果。因为脾虚的人，不仅肌肉无力，面色也是萎黄的，后者是脾的病色。

这个机理同样适合肌肉松弛的人，他们不仅是糖尿病的潜在人群，而且体态上也欠精致，黄芪通过增加肌肉的张力而重塑线条，无论是对开始下垂的面部苹果肌，还是决定腰身的腹肌，甚至对能使臀部挺翘的臀大肌，黄芪都有明确的助益。

黄芪有生熟之分，生黄芪更适合用来增肌、降血糖，如果用来保健，每天可以用 15～20 克生黄芪泡茶饮。如果是炒制过的黄芪，力量则集中在消化系统了，更适合脾胃虚寒、消化功能弱的情况。

　　说到吃黄芪，很多高血压的人会畏惧，他们担心能补气的黄芪会把血压越补越高，只有那些血压低的人才敢用黄芪。

　　事实上，中医看病，经常是不同的人、不同的病，用的却是同一种药物，比如糖尿病、食道癌，甚至肩周炎，都可能用六味地黄丸。因为虽然按西医分，病种不同，但按中医理论分，这些病都是因为"肾虚"，所以可以用治肾虚的药物包治。

　　同样地，血压低的人，中医会用能补气的黄芪，而血压高的，也用黄芪，而且还加了量，这种矛盾的做法居然出自"国医大师"邓铁涛之手。

这两种矛盾的治疗方式的依据是什么？

　　治疗低血压症，邓老喜用补中益气汤，方中黄芪的分量不超过 15 克；而治疗气虚痰浊型高血压，他喜用黄芪合温胆汤，黄芪的用量往往都在 30 克以上。邓老曾治疗一位中风病人，偏瘫失语而血压偏高，黄芪用到了 200 克，旁观者看到这个剂量很担心，怕越吃血压越高，邓老坚持如此。因为这种病人属于气虚血瘀，不用如此大量的黄芪补气，瘀血就冲不开，而瘀血导致的缺血，才是病人血压高的原因。结果，就是按这个剂量服药，病人一直顽固不降的血压，真的降了下来。

这种矛盾的结果，在药理学上称为中药的"双向调节"，其实是中医通过把握不同疾病的不同根源，对中药的巧妙使用。具体到血压这个问题上，血压低是因为心脏搏动无力，血管充盈不够，黄芪补气，可以增加心脏肌力和血管的张力，血压自然得以提升。而血压高，并非心脏有力过度，你想想，运动员的心肌最有力了，但他们为什么血压不高？

恰恰是因为心肌无力泵血导致了局部缺血，为了保证供血，大脑只能快速分泌激素来升高血压，好把血尽快地压到缺血的部位去。也就是说，高血压其实是身体自救时的无奈之举。因此，降压最好的办法，绝对不是生硬地把血压压下去，而是通过增加供血，使局部不缺血，这也是为什么很多高血压的病人吃了降压药之后，虽然血压降到了正常值，但仍旧不舒服，而且只要停药，血压就会继续升高。因为降压药并没有改善他们的缺血状况，就是由于这个根源没解决，只是控制了血压高的症状，所以才必须终身服药。

相比来说，大剂量的黄芪降压，则是从根本上解决了造成血压高的源头问题。通过补气，使原本虚弱的心肌力量提升，使血液能充足地供应到各个部位，身体不缺血了，大脑的升压激素就没必要过度分泌，血压自然就降了下来。

从西医看，血压低和血压高是矛盾的，绝对不能用同一种药。但在中医看来，机理是同样的，都可以是因为气虚，所以都可以用黄芪。而且血压高时，黄芪反而用得更多，因为高血压比低血压，意味着身体更加缺血，而不是更加壮实，否则也就不至于自己升高血压来自救了。

葛根的作用是"解肌"，意思是使肌肉的僵硬痉挛状态得以缓解，这就使葛根的作用有了极大的外延。因为人是肉体，我们身体的很多功能都是依仗肌肉来完成的，从行使运动功能的骨骼肌，到负责心脏搏动的心肌，再到负责食物蠕动吸收的胃肠平滑肌，以及维持血压的血管壁，等等，都是由肌肉组成的。这些部位肌肉的失用，是众多疾病的起因，而这都是葛根的用武之地。

（一）头疼、胸痛、肩颈痛

有个历史悠久的中成药，叫愈风宁心片，就是用葛根提炼的，说明书写着："外感发热引起的头痛、项背强痛、高血压颈项强痛……"治疗的是各种原因引起的脖子疼以及肌肉僵硬。

这一系列病状都和肌肉有关，特别是肌肉比较厚实、虎背熊腰的人，他们的肌肉体量大，供血更容易出问题。这种人去按摩时，经常被告知肌肉是硬的，但这种硬单纯地靠按摩只能缓解一时，物理性的放松并不能去除引起僵硬的原因，所以医生会给他们开愈风宁心片。因为葛根的解肌是以升阳为基础的，有充足的气血通过去了，肌肉不再缺血缺氧，自然就会松弛柔软、伸缩如常了。

很多有经验的医生，常年用这个药当保健品吃，因为他们久坐伏案的时间长，颈椎多有问题，肩背僵硬是常有的，于是就用这个药来减轻"工伤"。葛根的性质是偏凉的，而现在人体质偏热的多，用葛根当日常保健，不仅没有上火的问题，还能兼顾到养阴清热。

（二）漏尿

漏尿，是中国女人高发的疾病，大笑、咳嗽、跑步时就会憋不住尿，高发于 40 岁以上甚至更年轻的女性群体中。我们前面讲了，这和中国人普遍脾虚、普遍肌肉无力有关系。

用葛根治疗漏尿，也是葛根升阳解肌作用的外延。从中医讲，因为阳气无力升举，托不住了，肌肉不能约束才会小便失控，这是典型的气虚，治疗必须补气，所以补气的黄芪、有收敛作用的五味子是要用到的，而用葛根，类似于补气药的"增效剂"，因为它能帮助被黄芪补足的气血及时送达患处。

这个方子最好从 40 岁就开始时常服用，生黄芪 10 克、葛根 20 克、五味子 10 克，作为日常的代茶饮，同时配合提肛训练。

（三）腹泻

葛根用来治疗腹泻，也是借助了其升阳的作用。所以，这里说的腹泻，指的是身体在"漏水"，是功能弱了，阳气托不住所致的腹泻。因为葛根的止泻，不是像黄连素那样通过杀菌，也不像一些物理止泻药一样，通过吸收大便中的水分而"涩"住大便，葛根是通过促进身体的升提功能来防止腹泻这样的"下漏"的，类似于通过补来止泻。

中医治疗肠炎、痢疾的腹泻时，有个名方，叫葛根芩连汤，现在药店里有对应的中成药是葛根芩连颗粒。其中的黄芩、黄连是杀菌的，但杀菌之后，很多人的泻肚还是止不住，因为在和细菌抗争过程中，正气虚了，阳气耗散了，托举无力了，用葛根就是帮助受损的阳气恢复托举功能，帮助大便能收住。

这个药的使用是有讲究的，不是所有的腹泻都适合，它适合肠炎、痢疾这些肠道里有细菌和病毒的时候。因为细菌和病毒的存在，不仅腹泻而且气味很臭，甚至肛门都有烧灼感，这在中医属于内热，所以要用黄连、黄芩来清热杀菌。

如果只是腹泻，或者不到腹泻的程度，但常年的大便不成形，与此同时，大便一点气味都没有，这就是虚了，无热可清，黄连、黄芩就不适合了，但葛根仍旧可以用，需要配合四神丸或者附子理中丸，通过加强补益的作用来止泻。

　　葛根的解肌作用继续扩大，就到了心脏和脑血管。

　　我们现在一说到心脑血管病，人们马上想到的是三七，因为三七可以活血化瘀、减少血栓的形成。但血管问题引起的疾病，无论是心血管还是脑血管疾病，除了因为血栓或者其他栓子的堵塞，还有一种是因为血管痉挛。很多冠心病、心绞痛的人就是，通过吃硝酸甘油能缓解心绞痛，因为他们的血管中可能还没形成可以堵塞的血栓，通过硝酸甘油把冠状动脉的痉挛解除了，血管扩张了，血液供应过去了，心绞痛就缓解了，也就躲过了一次致命的心梗。

　　葛根之于心脏，和硝酸甘油的治疗机理类似，所以，有经验的中医在治疗冠心病、心绞痛的胸闷、脑供血不足或者脑血管痉挛的头昏时，都会用到葛根。因为血管壁也是由肌肉构成，也属于解肌中"肌"的范围。葛根通过解肌来缓解血管的痉挛，通过升阳来增加脑血管和心脏冠脉的血液供应。现在西医治疗冠心病有一种静脉输液的制剂，叫"普乐林"，就是葛根的提取物。

　　只不过口服的葛根粉或者葛根制剂，多不是提取物，浓度不高，作用不及硝酸甘油那么强。对心脑血管病人来说，葛根和三七相配，更适合日常的保健预防，而不能指望它们救急。三七活血化瘀，类似阿司匹林的效果；葛根缓解血管痉挛，类似硝酸甘油的效果，这是针对局部。而每个有心脑血管问题的人，身体其他部位的肌肉状态一定也不会太好，至少会因为"年久失修"而酸痛僵硬，三七与葛根相配，对这些部位也是"一视同仁"的。

更重要的是，三七虽然好，但三七是温燥的，很多体质偏热的人吃了就上火，会大便干、流鼻血，配上葛根，这个问题就减轻了。因为葛根是凉性的，葛根与三七，不仅在药效上可以互相弥补，在药性上还可以互相中和，这样的日常预防保养，才便于坚持。

"青春痘"就是痤疮，现在的发病年龄早就不限于青春了，很多三四十岁的人痤疮仍旧严重。

对它的治疗，中医是区别对待的：痘痘相对表浅，体积小、数量多，发作在后背，是密密麻麻的小粉刺，这在中医看来，多属于肺经有热，要通过清热宣肺的办法治疗。如果大便干，连翘败毒丸、防风通圣丸都可以，缓泻一下，粉刺就可以清退很多。还有个食疗便方，也是清肺热的：芹梨汁。一根芹菜，一个梨，一起打汁，连渣子一起吃掉，芹菜和梨都是入肺经的、凉性的，而且纤维素多，也能通过清肺通便来减轻粉刺。

那对根子很深、治疗相对困难的痘痘，又应该怎么办？

因为这种痘痘"根深蒂固"，旷日持久，已经过了急性炎症期，无论是中医的清热解毒药，还是西医的消炎药，都没有用武之地。而痘痘扎根的"痘痘肌"，就像板结的土地，连药物都无孔可入，想祛除这种痘痘，必须先松动它扎根的"土壤"，这就是葛根"解肌"的含义，"解"就是松动的意思，"肌"指的是真皮层以下的组织。

同时，身体必须有足够的正气，才能激化、打破身体与慢性炎症之间的平衡，这就需要借助葛根的"升阳"作用，达到升举阳气、托毒外出的效果。其实，非但针对痘痘，所有慢性的、迁延日久的慢性病，都需要升阳在先。所谓"打铁先要自身硬"，身体必须有充足的气血送到病所，送到痘痘那里，皮肤的营养供应得以提升，痘痘才可能借助补足的正气，被连根"拔"掉，痘痘伤及的皮肤才有了愈合、修复的能力。

长这种痘痘的人，如果是女性，月经也时常会不规律，或者干脆几个月不来，小腿的皮肤很干燥，甚至像鱼鳞一样，摸上去都扎手，这很可能有多囊卵巢综合征的问题，中医对此的辨证多是瘀血导致的。张仲景《金匮要略》中的桂枝茯苓丸就可以缓解这个问题，这个方子除了桂枝、茯苓，还有丹皮、芍药、桃仁3味活血化瘀的药，药店里能买到桂枝茯苓丸的中成药。

但桂枝茯苓丸重在活血，在活血的同时，还必须松一松痘痘"扎根"的土壤，必须升举能去除瘀血的阳气。一边用活血药去着病因，一边通过葛根的"松土"，提振身体的正气。具体讲，可以每天用20～30克的葛根煎汤代茶饮，送服桂枝茯苓丸，或者用愈风宁心丸配桂枝茯苓丸。

从另一个角度说，这种痘痘很重、月经失调的西医病因，是雄激素分泌过度。后者正好是葛根的另一个作用点，因为葛根中含有的植物雌激素，可以拮抗雄激素。

关于葛根，民间最常见的说法，就是丰胸。后者使很多女人趋之若鹜，也因为这个说法，招惹得不断有专家出来辟谣，说古往今来，葛根从没被中医用作丰胸过。

的确，非但葛根，任何能丰胸的药物或者办法，都别想从中医那里得到，因为中医是在中国文化的背景下产生的，含蓄是中国文化的最大特点，再加上对"红颜祸水"的习惯性警觉，在有关女人美丽的这件事上，中国只有裹脚、束胸，绝对不可能出现丰胸之类的经验。

但是，很多有经验的中医会发现，他们用葛根给女性调养后，女人味变浓了，原来的黄黑肤色变得白皙了，人也丰满了。

为什么葛根会有这样的效果?

因为葛根含有植物雌激素。植物雌激素进入到身体里，可以模拟出人体雌激素的效果，所以葛根被用在雌激素水平较低的人身上，比如卵巢早衰、卵巢切除之后，或者更年期绝经之后。而且，化验结果已经证明，葛根确实增加了这些病患体内雌激素的活性，她们因为激素撤退、不足而发生的疾病，比如血脂升高、动脉粥样硬化和骨质疏松等，都一一缓解了，甚至皮肤开始变得白皙，体态变得丰满，这显然是雌激素的保水作用又恢复了。如果一定要说能丰胸的话，葛根对这些人肯定是有效的，因为葛根确实可以改善因为雌激素不足导致的乳腺萎缩。

既然如此，葛根又是否会导致或加重与雌激素分泌异常有关的疾病？

有人会问，既然葛根是含有雌激素的，那它会不会导致或者加重乳腺增生或者子宫内膜癌？这些疾病可是雌激素惹的祸，雌激素都是它们的大忌呢！

的确，这些疾病的发生，与女性雌激素的分泌异常有关，特别是上了年纪之后，雌激素该降不降，而子宫卵巢完成了生育职能，已经按照自然规律开始萎缩了，这个时候，没了"用武之地"的雌激素就要"肇事"——乳腺癌、子宫内膜癌就是它"肇事"的第一个结果。含有植物雌激素的葛根，是不是该是这些人、这些病的禁忌？

恰恰相反！研究显示，对于年轻妇女，葛根能显示出抗雌激素的作用，由此可以预防雌激素过剩导致的各类妇科肿瘤。

为什么同一味葛根，会有增加和拮抗雌激素的相反作用呢？

就是因为葛根含的是植物雌激素，而植物雌激素并不是激素，只不过因为它在被吃进体内后，能发挥雌激素的效用，因此而得名。归根结底，植物雌激素就是一种叫作"异黄酮"的物质，因为广泛存在于大豆中，所以也叫"大豆异黄酮"。

身体的雌激素发挥作用前，先要和雌激素受体结合，好像一个人在单位要用个工位，才能开始办公一样。大豆异黄酮的本事就在于，它能和身体里的雌激素受体结合，占据雌激素的"工位"，从而发挥弱的雌激素样效应。

更重要的，也更有价值的是，葛根的这种"占位"有个特点，就是"双向调节"：既能代替雌激素与受体结合而发挥雌激素样的作用，又能干扰雌激素与受体结合，发挥抗雌激素的作用。而到底是增强还是拮抗，取决于吃植物雌激素的人自身的激素代谢状态。

如果是个年轻人，自身的雌激素水平很高，大豆异黄酮就会发挥抗雌激素活性，由此也就能预防雌激素过剩导致的各种问题，其中包括致命的妇科肿瘤。对雌激素水平较低者，大豆异黄酮就可以显示雌激素活性，减慢这些雌激素低的人因为雌激素不足而开始的衰老进程。简单讲，身体雌激素多的时候，大豆异黄酮会"全身而退"；身体里雌激素少的时候，大豆异黄酮会"挺身而出"。

中医之所以会用葛根来养女人，就是因为葛根和大豆一样，都是豆科植物，大豆异黄酮主要就产自豆科植物，在所有的豆科植物中，葛根的大豆异黄酮含量比大豆要高得多，由此也就足以解释关于葛根的丰胸传说了。

只不过这个丰胸，针对的是已经进入衰老状态，或者是因为雌激素水平不足而导致的平胸，包括因为雄激素过多而致的多囊卵巢综合征，以及由此病引起的严重的痤疮，都可以靠葛根所含的植物雌激素，来拮抗过多的雄激素。但对丰胸的奢望，就要恕葛根无能了，因为影响乳房大小的因素众多，不是凭雌激素一己之力就能完全决定得了的。

虽然有如此广泛的使用范围，几乎比肩人参，但葛根绝非"神药"，甚至非常普通。在南方的很多超市，就像土豆、萝卜一样当菜卖，人们多用它炖排骨、炖鸡汤，而葛根也在国家卫生健康委员会列出的"药食同源"目录之列。我们常用的中药有几百种，进入这个目录的却不到100个，因为只有性质平和、当食物一样可以老少皆宜，且没有任何毒副作用的中药，才能入选，一旦入选，它们就可以和食物一样，在超市里卖给任何人。而葛根是入肺胃经、性质温和、不会上火，也不会因寒凉伤胃的"安心药"。

那么，我们平时可以怎么食用葛根呢？

如果用新鲜的葛根炖汤，每个人每天吃到半斤都没有问题。和平时炖排骨、炖鸡一样，肉先焯水去掉血沫，之后和葛根一起放入锅中，加点葱、姜和黄酒，大火烧开后改中小火慢炖，炖到肉和葛根肉都软烂了就可以吃了。葛根没有药味，是粉粉的，口感很好，还有点甜味。

如果没有鲜品，可以买葛根，打成粉，或者直接买葛根粉，网上很多，每天每人可以用到30克，剂量太小反而没有效果。葛根粉类似藕粉，内含淀粉，而且没有什么异味，完全可以用它代替家里做菜时的淀粉，用来勾芡。还可以用葛根做甜品，像藕粉一样冲了喝，或者代替麦片，与牛奶豆浆调和在一起，用微波炉加热几分钟，就成了牛奶葛根糊，这样可以将葛根的药效融入每天的生活中。

还可以用葛根粉做一种甜品，叫"水馒头"。先用温水把葛根粉调匀，之后用开水冲成糊状。将冲好的葛根糊倒进几个小碗中，随着温度的降低，小碗中的葛根糊就成半圆形了，像馒头的一半。这个时候，可以在每个碗里加一点豆沙，或者果酱之类的，再把剩余的葛根糊倒进去，等这个小碗中的葛根糊成形了，用凉水激一下，一个圆形的"水馒头"就从小碗中脱落下来。

葛根除了有舒展肌肉的效果，还可以生津。生津是葛根的特点，和升阳一个意思。干燥的季节容易口渴、口干，有空气湿度低的原因，还有就是身体没有产生津液的能力，这种时候，单纯靠喝水是无效的，很多人会说"喝了也不解渴"，用葛根就可以帮身体生成津液，充分地利用水。

特别是在感冒初起，嗓子开始疼，扁桃体就要发炎的时候，先别急着吃消炎药，先试试葛根，可以直接用 20～30 克葛根煎汤喝。

因为大多数感冒是病毒引起的，吃消炎药也没用，只有你的免疫力不强，感染病毒后合并细菌感染了，这个时候吃消炎药才起效。感冒之初，吃中药，就是要帮助身体增加抵抗力，这就是所谓"升阳"，通过升举阳气，避免病毒感染发展到合并细菌感染、发炎化脓的程度，葛根在嗓子干疼初起的时候用，就有这个效果。

葛根是甘凉的，甘能生津，凉能清热，但葛根只是入肺胃经。中医的五脏，其实是能量层次的划分，肾是身体的最深层，入肾经的寒凉药物，才是寒性最强的，比如知母、黄柏，就切忌久服，也是绝对不可能药食同源的。而只入肺胃经的葛根，即便是凉的，寒凉的程度也不深，你绝对不会因吃几次葛根炖排骨、吃几个"水馒头"就脾胃虚寒了。

身材管理坐标轴

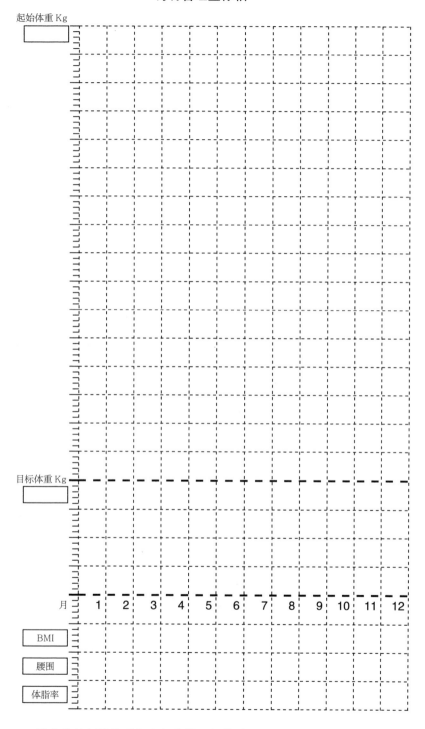

起始体重 Kg

目标体重 Kg

月   1   2   3   4   5   6   7   8   9   10   11   12

BMI

腰围

体脂率

- 填上你的起始体重和本年度的目标体重。
- 坚持按月记录，体重的变化尽在掌握。
- 只要有效祛湿，身体就有惊人变化。

身材管理坐标轴

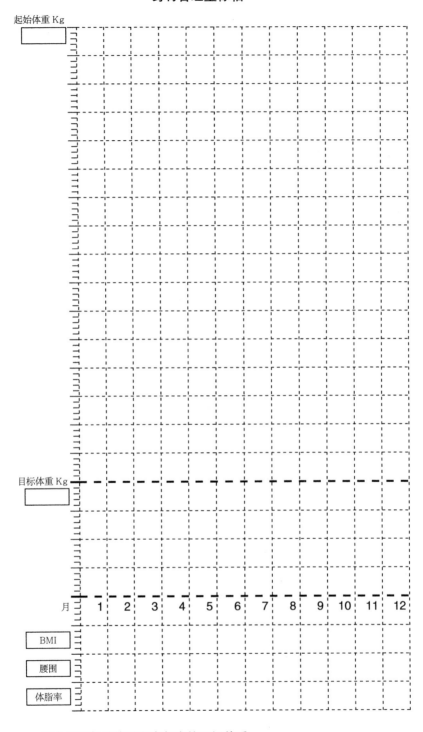

起始体重 Kg

目标体重 Kg

月 1 2 3 4 5 6 7 8 9 10 11 12

BMI

腰围

体脂率

- 填上你的起始体重和本年度的目标体重。
- 坚持按月记录，体重的变化尽在掌握。
- 只要有效祛湿，身体就有惊人变化。

身材管理坐标轴

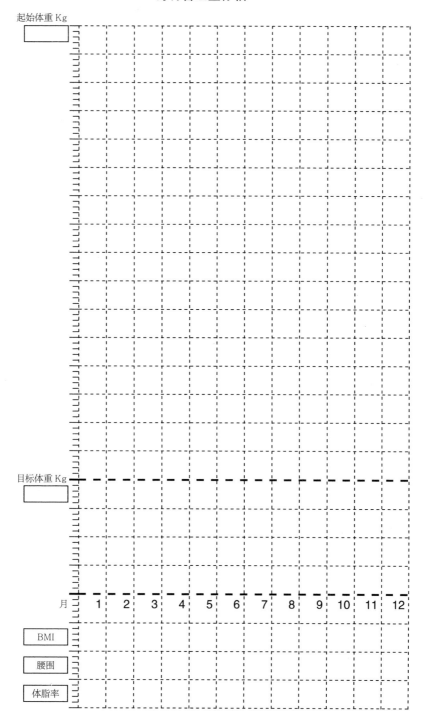

起始体重 Kg

目标体重 Kg

月   1   2   3   4   5   6   7   8   9   10   11   12

BMI

腰围

体脂率

- 填上你的起始体重和本年度的目标体重。
- 坚持按月记录，体重的变化尽在掌握。
- 只要有效祛湿，身体就有惊人变化。

身材管理坐标轴

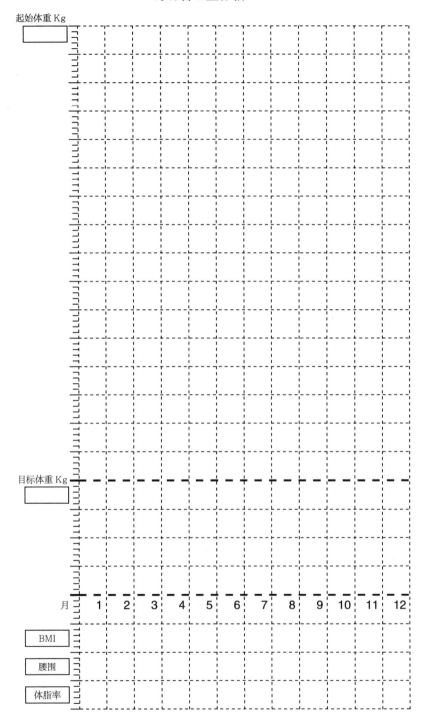

起始体重 Kg

目标体重 Kg

月 1 2 3 4 5 6 7 8 9 10 11 12

BMI

腰围

体脂率

- 填上你的起始体重和本年度的目标体重。
- 坚持按月记录，体重的变化尽在掌握。
- 只要有效祛湿，身体就有惊人变化。

身材管理坐标轴

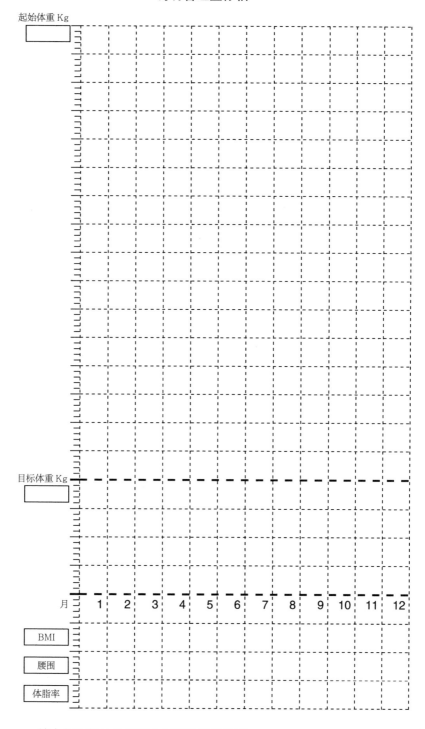

起始体重 Kg

目标体重 Kg

月　1　2　3　4　5　6　7　8　9　10　11　12

BMI

腰围

体脂率

- 填上你的起始体重和本年度的目标体重。
- 坚持按月记录，体重的变化尽在掌握。
- 只要有效祛湿，身体就有惊人变化。

图书在版编目（CIP）数据

湿胖 / 佟彤著 . — 长沙：湖南科学技术出版社，2020.1（2024.3 重印）

ISBN 978-7-5710-0449-1

Ⅰ . ①湿… Ⅱ . ①佟… Ⅲ . ①中医学—保健—基本知识 Ⅳ . ①R212

中国版本图书馆 CIP 数据核字（2019）第 280099 号

上架建议：**女性·健康生活**

SHIPANG
湿胖

著　　者：佟　彤
出 版 人：张旭东
责任编辑：林澧波
监　　制：邢越超
策划编辑：李彩萍
特约编辑：王　屿
营销支持：傅婷婷　文刀刀　周　茜
封面设计：刘红刚
版式设计：李　洁
出　　版：湖南科学技术出版社
　　　　　（湖南省长沙市湘雅路276号　邮编：410008）
网　　址：www.hnstp.com
印　　刷：三河市中晟雅豪印务有限公司
经　　销：新华书店
开　　本：715mm×955mm　1/16
字　　数：192千字
印　　张：14
版　　次：2020年1月第1版
印　　次：2024年3月第5次印刷
书　　号：ISBN 978-7-5710-0449-1
定　　价：49.80元

若有质量问题，请致电质量监督电话：010-59096394
团购电话：010-59320018